ブレインフォグを治す！
もやもや頭がスッキリする！

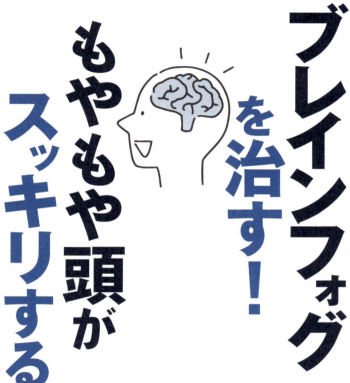

医学博士
桐生大学准教授
川上智史 Kawakami Satoshi

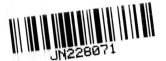

さくら舎

あなたの「ブレインフォグ」度をチェック

ブレインフォグとは、脳に霧（きり）がかかったように頭がもやもやしたり、ぼーっとしたりして、思考や認知機能の低下がみられる症状です。新型コロナウイルス感染の後遺症として注目されるようになりました。

ブレインフォグにはすぐに解消するような問題のないものと、慢性（まんせい）化して日常生活に支障をきたしたり、なにかの病気が隠れていたりするものとがあります。

まずはあなたの「ブレインフォグ」度を調べてみましょう。あてはまるものにチェックマークを入れて、その合計数で「ブレインフォグ」度をみます。

＊　＊　＊

□ いつも頭がもやもやしていて、夢をみている感じがする。

□ 誰かと会話していても、内容が頭に入ってこない。

□徹夜明けのような状態が続く。
□いつも睡眠不足のような状態が続く。
□やらなくてはならないのに、優先順位がつけられず、行動に移せない。
□前はできていたマルチタスク（複数の仕事を同時並行しておこなう）ができない。
□「あれ」「それ」など指示語が多く出てきてしまう。
□いろいろなことを考えてしまい、頭が混乱する。
□いいたいことがスラスラ出てこない。
□なにか行動をしようとした瞬間に、なにをするのかを忘れてしまう。
□信号を見落としてしまい、赤信号でもつい渡ってしまおうとする。
□上司や同僚の話をすぐに忘れる。
□向かうべき方向と反対方向に曲がり、違う場所に向かっていた。
□もの忘れがはげしい。
□文章は読めるが、理解ができない。
□集中力が維持できず、ほかのことを考えてしまう。
□頭を使うとすぐにだるくなってしまう。

□ ものをどこに置いたかわからなくなる。
□ ふだんはなんでもないことに対しても、すぐにイライラしてしまう。
□ 必要な予約やアポイントを入れるのを忘れてしまうことがある。

【判定】

1～4個：一時的なストレスがかかっている可能性があります。ストレス解消をおこなうようにしましょう。
5～8個：精神的な疲れがみられます。ストレス解消や十分な睡眠を心がけましょう。
9～15個：ブレインフォグの可能性があります。まずは十分な休息をとりましょう。
16個以上：ブレインフォグの可能性が非常に高いです。クリニックなどを受診しましょう。

いずれの場合でも、本書で述べる脳機能全体を底上げするブレインフォグ対処法をおこなうことをおすすめします。

はじめに

「最近、なんだか頭がもやもやして、うまく考えがまとまらず、やる気も出ない」

「人の話が頭に入ってこないし、いいたいことがすぐ出てこない」

「考えるのが遅くなって、集中力も維持できない」

「なかなか覚えられず、思い出すのも困難」

「やることが多いと、なにからやればいいのか頭が混乱してしまう」

「趣味も楽しめなくなった」

「なかなか寝つけず、寝てもスッキリせず、疲労感がハンパない」……

こんなふうに「頭がうまく働かない」と感じている方が多くなりました。

「いったい自分はどうしたんだろう、疲れているのか？　それとも年のせい？」

そう悩んで、本書を手にとられた方も多いのではないでしょうか。

このような状態の人に対して、「意志が弱い」「やる気の問題だ」などと精神論を持ち出す人もいます。そのためで、よけいにつらい思いをしている方もいると思います。ですが、医学的にみるとこれは**「ブレインフォグ」**(Brain fog)の状態かもしれません。ブレインフォグは病名ではありませんが、その名のとおり、**まるで脳に霧がかかったみたいに頭がもやもやして、思考や記憶などとくに認知機能の低下がみられる症状**のことです。

しかし、病気ではなく本人の主観的な訴えによるしかないため、「気のせい」となることが多く、これまでほとんど研究されてきませんでした。

潮目が変わったのは、新型コロナウイルス感染症のパンデミックがきっかけです。

新型コロナにかかった後、その後遺症としてブレインフォグを訴える人が急増し、しかも、「会社に行けない」「なにもできない」など生活に支障をきたすほど重い症状におちいる人が相次いだことで、世界中で研究がおこなわれるようになったのです。

ブレインフォグには、放っておいてもよくなる一時的なものもありますが、コロナ後遺症のように、放っておくとどんどん症状が憎悪するものもあります。この場合は、自分から積極的に改善のアプローチをしていくことが大事。ブレインフォグが長期化すると、うつ病などにつながることもあります。

ただ、くわしくは本文で話しますが、**ブレインフォグは病気ではないので、治療薬はありません。**新型コロナ後遺症の専門外来を掲げている病院もありますが、そもそもブレインフォグを定義する明確な基準もないため、各医療機関が試行錯誤(さくご)しながら治療にあたっています。そのため、治療法として決定打となるものは、まだみつかっていないようです。

しかし、その一方で、**自分でできる対処法が次々と明らかになっています。**

意外に思うかもしれませんが、ブレインフォグはコロナ後遺症だけでなく、生活習慣が原因となって起こることも多く、**専門家による治療よりも、セルフメディケーションの方が重要**になってきます。

私は以前からブレインフォグに興味を持ち、研究を続けてきました。そうして得てきたブレインフォグに関する知識に加え、コロナ禍(か)を機に世界中から情報が集まってきたことで、適切な対処法を提案する準備が整ってきました。

ブレインフォグは、トリガーとなる原因によって、症状があらわれるメカニズムが少しずつ異なっています。そのため、原因に即した対策をとりつつ、土台となる脳機能全体を底上げするアプローチが重要です。

このようにいうと難しく思うかもしれませんが、たとえば、**コロナ後遺症によるブレインフォグには、ある一定の効果のある方法がみつかっています。しかも、この対処法は、脳全体の機能アップにつながるため、ほかのブレインフォグ対策の基盤ともなります。ブレインフォグでない方のさらなる脳力アップにも有効です。**

「どうしてこの方法でブレインフォグが改善でき、脳力アップにつながるのか」

そのことを納得して対処法に取り組んでいただけるよう、本書では脳のしくみとブレインフォグのメカニズムについても解説しています。それを読んでいただくと、ブレインフォグは、気持ちの持ちようや気合いでは治らないことがわかると思います。

ブレインフォグを改善・解消するには、自分を見直してブレインフォグの原因をみつけ、それに対する手立てを選び、生活習慣の中で変えられそうなことを少しずつ変えていくことが大切です。

小さな変化の積み重ねが大きな効果につながります。ちょっとした自分の心がけで、ブレインフォグは必ず改善・解消していきます。

「頭がもやもやして、どうしていいかわからない」

そのように途方に暮れていた方の頭の霧がスッキリと晴れ、以前のように、いえ、それ以上に、いきいきと充実した人生を送ることができますよう、本書がその一助となれば幸いです。

桐生大学准教授　川上(かわかみ)智史(さとし)

目次◆ブレインフォグを治す！　もやもや頭がスッキリする！

第2章 脳の情報伝達とブレインフォグのメカニズム

脳の情報伝達とバリア機能

新型コロナ後遺症のブレインフォグのメカニズム

第3章 「プラズマローゲン＋イチョウ葉エキス」で脳が目覚める

第４章　脳の健康を守りブレインフォグを防ぐ生活術

食事・サプリ編

運動編

睡眠編

生活習慣編

思考・感情編

第5章　脳スッキリ！　ブレインフォグが治った人たち

ブレインフォグを治す！
もやもや頭がスッキリする！

第1章

ブレインフォグとはなにか？

「コロナにかかってから頭がもやもやする」人が急増

２０２３年5月、新型コロナウイルスの感染症法上の位置づけが、季節性インフルエンザなどと同じ「5類」に変更されました。しかし、通常の感染症になってからも残っているのが、いわゆる「コロナ後遺症」。療養後も倦怠(けんたい)感や味覚・嗅覚障害などの症状が続く後遺症（罹患(りかん)後症状）の問題です。

症状は50種類以上にのぼるとされますが、その中でも**訴える人が多く、世界的に注目されているのが「ブレインフォグ」**です。

ブレインフォグとは、直訳すると「脳の霧(きり)」という意味で、まるで脳に霧がかかったように頭がもやもや、ぼーっとして、考えがまとまらない、集中できない、新しいことを覚えられない、もの忘れがひどいといった状態が続く症状のこと。ただし、医学的に定義されたものでも病名でもなく、これらの症状の総称をあらわす用語です。

ブレインフォグが、新型コロナの後遺症の１つとして認められるようになったのは

２０２０年の夏頃から。きっかけとなったのは、アメリカのノースウエスタン記念病院が、新型コロナ感染症の軽症患者１００人を対象におこなった調査です。

その結果、**新型コロナに感染後、「集中できない」「忘れやすい」といった症状に悩む患者さんが81％にも及んだ**ことがわかりました。

これは、倦怠感や頭痛、しびれなどの後遺症を訴える患者数よりも多く、それだけブレインフォグの症状が長く続くということ。さらに、ブレインフォグによって頭がぼーっとした状態が長期にわたって続いた人の中には、方向感覚を失ってしまうケースもあるとの報告もされています。

２０２１年になって新型コロナの変異ウイルスである**デルタ株が流行しはじめると、こうしたブレインフォグに悩む人が急増**します。

それにともなって、コロナ感染後のブレインフォグによって日常生活や社会生活に大きな影響を受け、就学・就労、職場復帰などが妨（さまた）げられたり、休職や離職に追い込まれてしまったりする人が多くみられるようになり、日本でもブレインフォグのことがしだいに知られるようになりました。

といっても、ブレインフォグは医学的に定義された疾患（しっかん）ではないため、治療薬開発の対象になることもありません。そのため、医師であっても、コロナ後遺症を専門的に診(み)ている場合を除いては、まだまだ認知度が低いのが現状です。

コロナ以外でも発症、多くの人が悩むブレインフォグ

じつは、ブレインフォグという概念自体は、コロナ禍(か)になる以前から存在していました。20年ほど前、慢性(まんせい)疲労症候群／筋痛性脳脊髄炎(きんつうせいのうせきずいえん)の原因として、脳からの指令が滞(とどこお)っていることがわかりました。この病気は、それまで健康に生活していた人が、ある日突然、原因不明の強い倦怠感におそわれ、通常の生活を送ることが困難になるというもので、思考力低下・抑うつ状態などが長く続きます。

脳の情報伝達に問題が生じると、運動神経だけでなく、思考や判断といった脳の認知機能にも影響を及ぼすようになります。そのため、こうした疾患には、脳に霧がかかったように頭がぼんやりする症状をともなうことが多く、ブレインフォグという概念が提唱されるようになったのです。

つまり、**なんらかの原因によって脳の情報伝達に乱れが生じ、認知機能などが低下する**

図1　誰でもなりうるブレインフォグ

- コロナ後遺症のブレインフォグ
- 睡眠過多のブレインフォグ
- 更年期のブレインフォグ
- 失敗・失恋などによるブレインフォグ
- 慢性的な疲労によるブレインフォグ
- うつ病によるブレインフォグ
- 認知症のブレインフォグ
- 化学物質によるブレインフォグ

ことによって起こる症状を指す用語として、ブレインフォグは生まれました。

ブレインフォグの症状を引き起こす原因は、ほかにもいろいろとあります**（図1）**。

身近なところでは、徹夜明けの状態。徹夜をしたときに「頭がぼーっとしてなにも考えられない」「なにも手がつかない」という経験をしたことのある方は多いでしょう。風邪（かぜ）を引いたときや二日酔いのとき、あるいは空腹のとき（低血糖＝脳の栄養不足の状態）や疲労がたまっているときにも、似たような状態になります。

基本的にこういった場合は、風邪が治ったり、食事をとったり、よく睡眠をとったり、休んだりすれば消えてしまうもので、放っておいてもとくに問題のないブレインフォグです。

ですが、こうした症状がしばらく続いているようであれば、なんらかの対応を考えた方がいいでしょう。慢性化してくると仕事ができない、外出できないなど、生活に支障をきたすこともあるからです。

また、失恋や失敗、あるいは更年期など、ブレインフォグとはすぐに結びつかないようなことが原因で起こることもあり、見逃されやすい面もあります。

ブレインフォグの背景になにかしらの病気が隠れていることもあります。たとえば、適応障害やうつ病、あるいは慢性疲労症候群の部分症状であったり、アルツハイマー病などの早期病態を反映していることもあるとされています。

ブレインフォグは、新型コロナウイルスの後遺症だけに特徴的な症状というわけではないのです。

現在、**多くの方が、なんらかの原因によってブレインフォグに悩んでいる**と推測されます。

男性と女性、ブレインフォグになりやすいのはどっち？

統計をとっているわけではありませんが、コロナ後遺症によるブレインフォグで悩んでいる方は、男性より女性の方が多いといわれます。

ただ、これは私の予想ですが、**ブレインフォグのあらわれやすさに、あまり男女差はないのではないか**と思います。

女性が多いとされているのは、男女を問わずお勤めをしている方はなかなか病院に行くことができませんが、女性で専業主婦の方であれば比較的、病院を受診しやすく、それだけブレインフォグと診断される割合が多くなるからではないかと考えています。

ただ、ブレインフォグ全体で考えると、更年期によるブレインフォグも含まれるので、圧倒的に女性の方が多くなるでしょう。

ブレインフォグは周囲に理解されにくい

ブレインフォグを起こす原因はいろいろあります。ですが、直接の原因は違っていても、いずれも脳機能を低下させ情報伝達に問題を生じさせるため、あらわれるブレインフォグの症状は基本的に同じです。一言であらわすなら、その名のとおり、**「脳に霧がかかったようにもやもやして、頭がうまく働かない感じ」**これに尽きます。

ただ、これは**「自分でそのように感じる」という自覚症状**にほかなりません。そのため、まわりからは「気のせい」「単なるなまけ」などと見られてしまう。症状に悩む人にとっては、そこがつらいところです。

強いて他覚症状をあげるとすると、なにか話しかけてもすぐに返答しなかったり、一度はうなずいたはずなのに「え?」と何度も聞き返してきたりすることで、まわりも「あれ、なにかおかしい?」と異変に気づくということはありえます。

ただ、それも、「耳が遠いのかな」と受け取られることが多く、まわりが客観的にブレインフォグの症状として認めることは難しいでしょう。まして、ブレインフォグの知識がなければ、まわりが気づくなど論外です。

ブレインフォグは、音声としては入ってきているのに、それを理解するのに時間がかかってしまうという状態。聴覚（聞こえ）には問題がないため、「なにかおかしい」と思って病院で通常の聴覚や血液などの検査を受けても、異常はみつかりません。

医師の間でもブレインフォグに対する認知度がまだ低いため、「気のせい」などとして精神疾患など別の診断を受けることもよくあります。

そうして発見が遅れて慢性化することで、日常生活に支障をきたしている方も少なくありません。

早期発見・早期対応するには、自分で「これはブレインフォグの症状かもしれない」ということに気づくことが大事です。また、病院を受診する場合にも、そのことを医師に伝えることで発見につながりやすくなるでしょう。

これまでにあげられているブレインフォグの代表的な症状を解説しますので、「これってブレインフォグ？　それとも気のせい？」と迷われている方は、自分の感じている症状と比べてみてください。

ブレインフォグの代表的な症状

▼頭がもやもやする（思考力の低下）

ブレインフォグの症状のなかでも多いのがこれ。わかりやすくいえば、ふだんより頭が働いていないという感じです。

たとえば、「これをやらなきゃいけない」ということがあるのに、「あと5分したらやろう」「もうちょっと後にしよう」と先延ばしにして、なかなか取り組むことができないということはありませんか。

やる気がないというよりも、やりたいのにできないという感じです。これは、脳の働きが悪くなって思考力が低下しているため、脳を休ませて思考力を回復させようとして起こっている現象。私たちの体に備わっているホメオスタシス（恒常性：生体の内部の環境の変化にかかわらず体温や血圧、呼吸、免疫（めんえき）など生理機能を一定に保つ性質）の働きによるものです。

そうして、脳があえて働きを抑えているため、理論的にものごとを組み立てて考えることがすごくおっくうになり、決断も遅くなってしまうのです。

パズルゲーム「テトリス」は、上から落ちてくるさまざまな形のブロックを左右に動かしたり回転させたりして、狙った場所にはめ込んでいくものです。この症状を訴える方にやってもらうと、たいていうまくできません。**空間認識も鈍くなり、俊敏に形を当てはめることができなくなる**ようです。

「このところ頭がもやもやすることが多い」と気になっている方は、このゲームを試してみるのもいいかもしれません。

▼眠気が続くような感覚がある（睡眠の質の低下）

イメージとしては徹夜明けの状態。四六時中、眠気がして、とにかく横になって目を閉じたい、寝ていたいという感じです。ただ、面白いのは、**眠いのに眠れない状態が続くこ**

と。

この「眠いのに眠れない」という点が、徹夜明けとは違うところです。

眠りが浅いときというのは、たいてい夢をみていますが、起きていてもそういう夢うつつのような状況が続いている感じです。

▼目の前のことに集中できない（集中力の低下）

これは思考力の低下と似ています。

わかりやすい例でいうと、**本を読んでいるのに内容が入ってこないとか、人の話を聞いているのに内容を理解できない**という状態。

情報をとるには集中力を維持することが必要ですが、集中して情報をとるだけの力がなくなっているのです。

▼いろいろなことを考えてしまい混乱する（判断力の低下）

たとえば、「これをやる前に、これをやった方がいい、でも、その前にこっちをやった方がいい」というふうに効率よくなにかをやろうとして、どんどんさかのぼるうちに、「なにからやればいいの？」と混乱して、かえってなにもできなくなってしまう。

あるいは、「これをやろうと思うけれど、その前にこっちだ」と思ってそれをやると、最初にやろうとしていたことをすっかり忘れてしまう。

このように、**より効率よく動こうとするのに結局メインのことを忘れたり、いろいろなことを考えて混乱してしまう**という状況が起こります。

普通でも「あれをやったっけ？」ということは起こりますが、それは単純にもの忘れ。その場合は、たいてい前後の行動を考えると、思い出します。けれど、ブレインフォグの場合は、むしろあれこれ考えてしまうことで、肝心（かんじん）なことが抜け落ちてしまいます。

また、優先順位が変わるというのもよくあることですが、ブレインフォグの場合は、その優先順位のつけ方がわからなくなります。**どれを優先すべきかという判断がつかなくなってしまう**のです。そうして、タスクの優先度を決められなくなり、仕事に対するモチベーションが低下することもあります。

▼頻繁(ひんぱん)にもの忘れをする（認知障害）

▼思い出せない（記憶障害）

2階にものを取りに行ったのに、「あれ、なにを取りに来たんだっけ？」と忘れることは、誰にでもあります。ですが、「あれ、なんのために2階に来たんだっけ？」と**「ものを取りに来た」ということ自体を忘れてしまう**のは、ブレインフォグの可能性があります。

また、たまに単語が出てこないということは誰でもありますが、**「これをいおう」ということが脳に思い浮かんだ瞬間に、それが消えて思い出せない**のはブレインフォグです。

ある程度の年齢になると、こうしたもの忘れは「年のせい」にしがち。たしかに老化という「病気」が関係していることもあります（人生100年時代、老化は病気であり、治療や予防することができると考えられるようになっています）。

しかし、ブレインフォグかどうかのポイントは、年齢を問わず脳機能が低下しているかどうか。ですから、若い人でも、固有名詞がなかなか出てこず、会話のなかで「あれ、それ」が多くなっていたり、「えーっと、えーっと」といいよどむことが増えたりしていると、ブレインフォグが起こっている可能性があります。

▼目が悪くなる、まわりが暗く見える（視覚異常）

▼文章を読むのが困難、文字が読めない（視覚異常・認知機能低下）

これらもまさに脳機能が低下した結果です。ですから、「目がおかしい」と思って眼科で通常の検査を受けても、異常は認められません。

左右の目でとらえた視覚情報は、視神経から別の神経へと引き継がれて脳へと入っていき、最終的には後頭葉（47ページ**図2**参照）にある一次視覚野まで到達し、ここではじめて「見えた」となります。ですから、**後頭葉の視覚野の機能が低下していると、ものが見えにくくなります。**

また、左右の目からつながる視神経は途中でクロスし、右目の神経は左側の後頭葉、左目の神経は右側の後頭葉へとそれぞれつながり、左右の後頭葉が受け取った情報が統合されて1つの視覚イメージがつくられます。したがって、**左右の後頭葉どちらかの機能が低下すると**処理する力も変わるため、情報を統合するときにアンバランスが生まれ、ピントがずれたようになります。**文字や文章も読みづらくなったり、「見えているけれど、まとまりなく感じられたりする」**ようになります。

たとえば、同じ漢字をじっと眺めていると、漢字としての形態的なまとまりがなくなって、各部分がバラバラに見えてきたり、その漢字がいったいどんな意味であったかわからなくなってしまう。このような経験をされた方も少なくないと思います。この現象は、一般的に漢字の「ゲシュタルト崩壊」現象と呼ばれます。

ゲシュタルト崩壊を起こしやすい漢字には、「若」「今」「傷」「粉」「野」などがあります。また、ひらがなの「を」もゲシュタルト崩壊が起こりやすいとされます。さらに、図形・顔、味覚や皮膚感覚にも生じるといわれています。

ゲシュタルト崩壊は、**認知能力が低下することによって、全体のバランスがわからなくなり、バラバラになってしまう**ことで起こりますが、ブレインフォグでも、まさにそれが起こったような感覚になることがあります。

ただ、ゲシュタルト崩壊は1つのものを持続的に注視しつづけることで起こりますが、ブレインフォグの場合は、注視しつづけていなくても起こります。

ところで、先に「ブレインフォグの人は聞き返しが多くなる」と述べました。聴覚野は側頭葉（そくとうよう）にあるので、**聞きとり能力が落ちるのは側頭葉の機能低下によるもの**です。また、コロナ後遺症で嗅覚や味覚異常があらわれることがありますが、**嗅覚野と味覚野は側頭葉の内側にあり、やはりこの部位の機能が低下することで起こります。**

このように、五感を認識するのはすべて脳の役割であり、脳のどの部分が影響を受けているかによって、五感のうちどれに異常が起こるのか、つまり、あらわれる症状は変わってきます。

▼人からいわれたことをすぐに理解できない（理解力の低下）

▼頭の中にあるAとBがつながらない（発想力の低下）

ブレインフォグでは**脳の情報伝達が遅くなっているため、なにかを理解するのに時間がかかる**こともあります。

たとえば、普通であれば、相手の話（つまり情報）を聞きながら同時に理解をしていくので、会話のやりとりもスムーズにいきます。

ところが、ブレインフォグになると、理解力が低下するため、人からなにかいわれてもすぐにはピンとこず、1・5秒くらいたってから「あ！」となったりします。**理解がワンテンポ遅れてくる**という感じで、それだけ対応が遅れ、会話もスムーズに流れにくくなります。

また、ブレインフォグになると、発想力も落ちてきます。発想力とは、たとえば、「A」と「B」という一見すると違うもの同士に、じつは共通点があって関連していることに気づいたりする能力のこと。

発想力が低下すると、「Aをやるには、まずBをしないといけなかった」ということに、Aをやった後に気づいたりします。そうして、Bをやってまた Aをやり直すことになるなど、発想力の低下が作業能力の低下につながってしまうこともあります。

▼いいたいことがスラスラ出てこず、言葉に詰まる（記憶力・発語の低下）

ときどき単語をど忘れして、なかなか出てこなくなるというのは、誰にでもあることなので心配はありません。

ブレインフォグの場合は、**「この単語を出そう」というのは頭の中ですでに決まっているのに、それがなかなか出てこない。**そのため、「ええっと、ええっと」というように話し出すのに時間がかかったり、しょっちゅう言葉に詰まったりして、**なめらかに話すことができません。**

イメージとしては、文章としては頭の中で組み立てられているのに、言葉として出すことができないような状態です。

組み立て能力はあるのに、発語力が低下するために、会話に支障が生じます。

▼無気力・やる気が出ない（思考力のさらなる低下）

「頭がもやもやする（思考力の低下）」の項で、ブレインフォグになると「やりたいのにできないという状況」になると述べました。「やろうとしてもできない」というのは、比較的、初期の症状です。

思考力が低下している状態が長引いたり、重くなってくると、やる気すら出なくなってきます。すると、やろうとすることすら諦（あきら）めてしまい、「もういいや」と投げやりな状態になってしまいます。

ひどくなると、起き上がることがおっくうになり、ぐったりと動けなくなって、布団から出ることすらできなくなってしまうこともあります。

▼気分が上がらない（抑うつ症状）

みんなが楽しいと思うことを自分だけ楽しめないというのは、ままあることです。でも、そういう気分が乗らないようなときであっても、たいてい自分が楽しいと思うことは、楽しめたりするもの。

ところが、**気分がまったく上がってこないと、なにもする気になれません。** そのため、本来自分が楽しいと思うことも楽しめない、それどころかやろうという気にすらなりません。

たとえば、**趣味を楽しめなくなる**というのは、わかりやすい例です。趣味というのは、自分が楽しみにしていることであり、楽しいからこそ習慣的にくり返しおこなうもの。それを「面倒だからやめておこうかな」などと思ってしまうのが、まさに気分が上がらないという状態。

ブレインフォグになると、趣味すら興味を引かなくなってしまいます。

趣味を持つことは、気分転換やストレス解消に最適とされますから、ブレインフォグになるとストレスがたまりやすくなります。そして、ストレスは脳疲労をもたらしますから、ブレインフォグを放置していると、どんどん悪化してしまうことになります。

口癖でブレインフォグかどうかを見分ける

自分がブレインフォグかどうかを知るヒントとして、症状のほかに口癖もあります。

「だるい」

「疲れた」

「面倒くさい」

「あれ、なにやるんだっけ？」

このような言葉が頻繁に口をついて出ているようであれば、脳疲労からブレインフォグを起こしている可能性があります。

症状が2ヵ月続いたら要注意

「徹夜明けにあらわれるブレインフォグの症状のように、すぐに解消するものは放置しても問題ない。でも、症状がいつまでも続く場合は、なんらかの病気が隠れていたり、生活に支障をきたしたりする可能性があるので、対応を考えた方がよい」とお話ししました。

では、どのくらい症状が続いたら対応を考えるべきでしょうか。

目安は、約2ヵ月です。

ブレインフォグには医学的な定義がないので、これはWHO（世界保健機関）によるコロナ後遺症の定義「症状が少なくとも2カ月以上続き、ほかの病気の症状としては説明がつかないもの」に基づいています。

新型コロナウイルスに感染していてもいなくても、頭に霧がかかったようにぼんやりして思考力や集中力が低下しているような状態が2カ月以上続いていたら、「ブレインフォグ」としてなんらかの対応を考えることをおすすめします。

このようにいうと、

「治療薬もないのに、どうやって？」

そう疑問に思う方もいると思います。

予防医学を専門とする私は、コロナ禍以前からブレインフォグの問題に対する関心が高く、研究を続けていました。そして、コロナ禍になってブレインフォグに悩まされる方が急増したことで、２０２２年に「ブレインフォグ研究会」を立ち上げ、より実践的な研究を進めるようになりました。

時を同じくして、世界的にもブレインフォグの研究が急ピッチで進められるようになっています。

そうしたなか、**ブレインフォグのメカニズムやその対処法などが次々とわかってきています。**

次章からは、その知見を活かして、ブレインフォグのメカニズムと**自分でできるブレインフォグの対処法**について説明します。

ブレインフォグに悩む人が急増する直接の原因となっているコロナ後遺症のブレインフォグを中心に、慢性的な疲労によるブレインフォグ、失敗によるブレインフォグや化学物質によるブレインフォグなど、誰にでも起こる可能性のあるブレインフォグのメカニズムとその対処法について、順次話していきます。

「自分はブレインフォグの状態だ」と思う方は、少しさかのぼって原因を考えてみてください。たとえば、コロナにかかった、仕事で大きなミスをした、ずっと忙しかったなど、なにかしら思い当たることがあるはずです。原因がわかれば、自分で改善策を選ぶことができます。

第2章

脳の情報伝達とブレインフォグのメカニズム

脳の情報伝達とバリア機能

脳はこんな構造になっている

ブレインフォグは脳内の情報伝達がうまくいかずに、思考力や判断力などの認知機能が低下した状態です。では、脳の中の情報伝達はどのようにおこなわれているのでしょうか。まず、脳の構造をみておきましょう（**図2**）。

脳は大脳、小脳、脳幹に大別されます。小脳は大脳の後ろ下方にあって運動調節機能を担当しています。

脳幹（間脳・中脳・橋・延髄）は小脳の前方にあります。起源が古いため「爬虫類の脳」とも呼ばれ、呼吸や脈拍、食欲、性欲、闘争行動などの生命維持や種の保存に必要な基本的な活動をつかさどっています。

図２　脳の構造

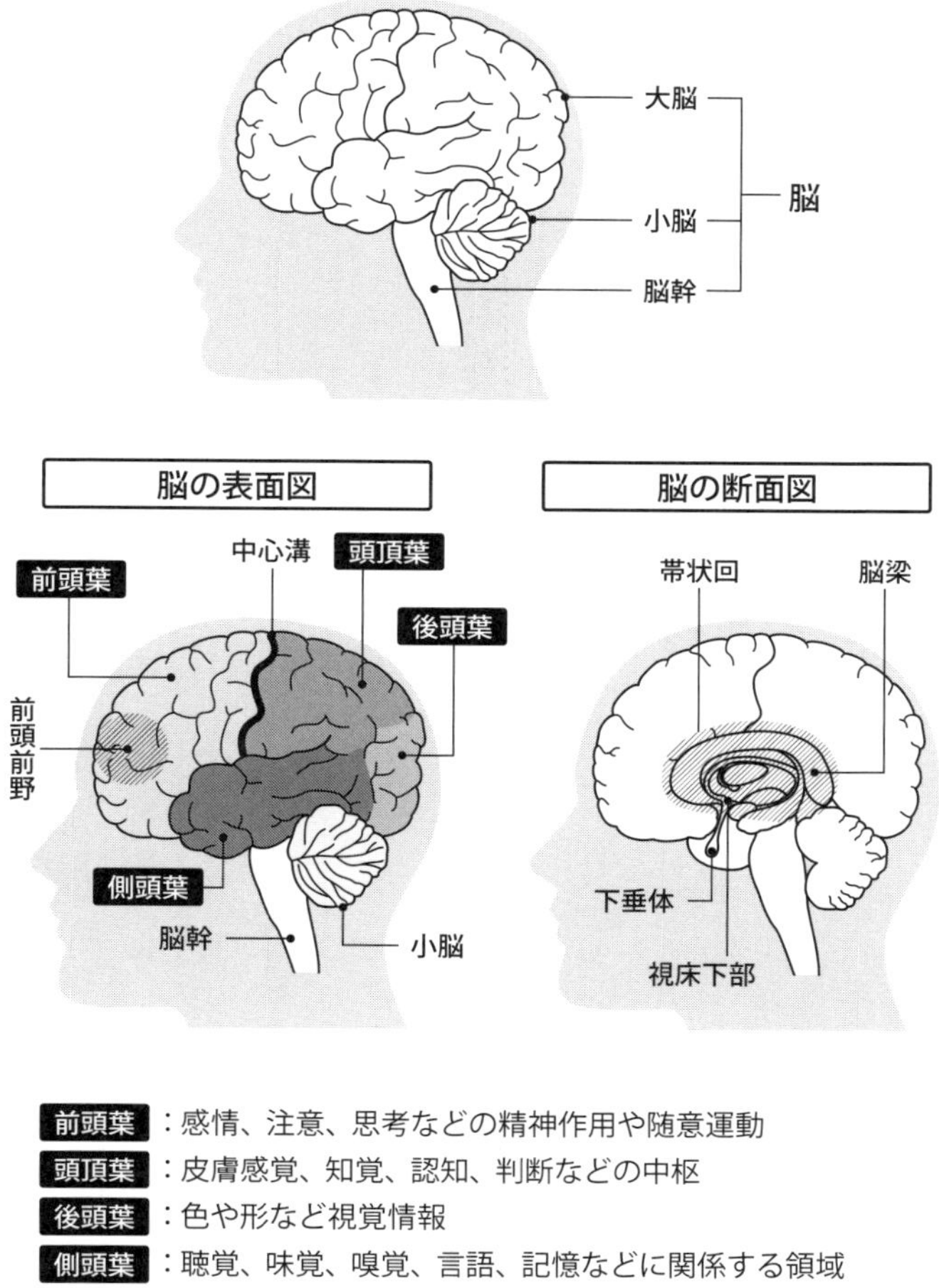

前頭葉：感情、注意、思考などの精神作用や随意運動

頭頂葉：皮膚感覚、知覚、認知、判断などの中枢

後頭葉：色や形など視覚情報

側頭葉：聴覚、味覚、嗅覚、言語、記憶などに関係する領域

脳の中でもっとも大きいのは大脳で、脳全体の80％ほどの重さを占めています。人間の脳でもっとも発達した部分であり、表層の「大脳皮質（ひしつ）」と深層の「大脳髄質（ずいしつ）」とに大きく分かれます。

大脳皮質は、大脳のいちばん外側を構成する部分で、前頭葉（ぜんとうよう）・頭頂葉（とうちょうよう）・後頭葉（こうとうよう）・側頭葉（そくとうよう）の4つの部位の総称です。面積を大きくするために、表面に多くのしわが形成されています。

脳機能を支える細胞たち

脳の中も、私たちの体と同じく細胞からできています。脳を構成し、その機能を支える細胞は、大きく次の2つに分けられます（図3）。

- **神経細胞**（ニューロン）**＝情報の処理や伝達を担っている**
- **グリア細胞**（神経膠（こう）細胞）**＝脳内の環境維持や神経細胞のサポートなどをする**

グリア細胞は、形や機能によって「**ミクログリア**（小膠細胞）」「**アストロサイト**（星状

図３　脳を構成する細胞

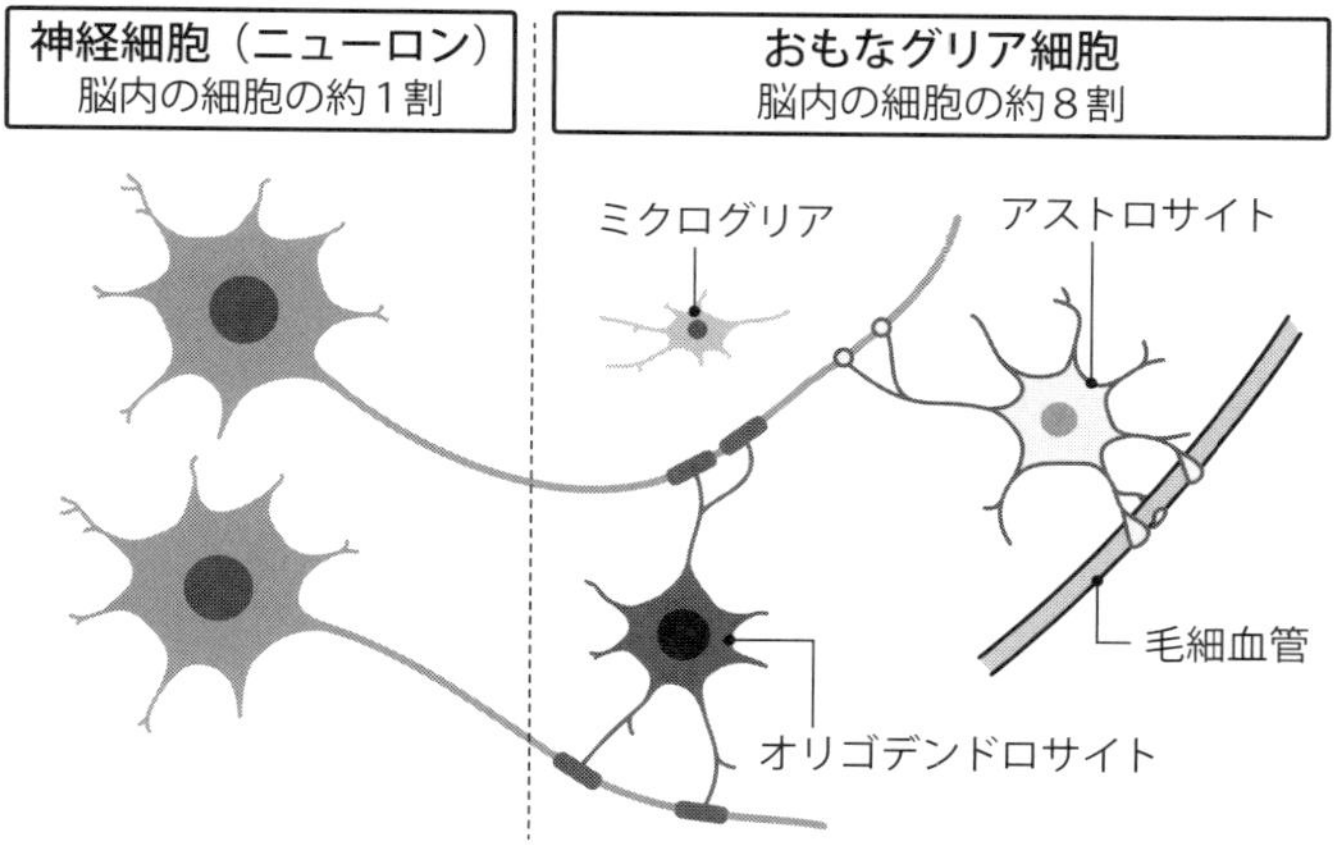

膠細胞）」「**オリゴデンドロサイト（乏突起膠細胞）**」などに分類されます。神経細胞とともに、それぞれが相互作用することで脳の機能が保たれています。

ちなみに、脳全体で神経細胞は1000億個ほどあるとされます。また、その数は脳内の細胞の1割程度で、8割はグリア細胞といわれています。

以前はグリア細胞の働きがよくわかっておらず、神経細胞と神経細胞の間を埋めるものという程度の認識だったため、「人間の脳は約1割しか使われていなく、残りは眠っている」などといわれていました。

いわゆる脳細胞というときは、たいがい情報を伝達する神経細胞のことを指します。神経細胞は1つ1つがバラバラに働いているわけではなく、数十万個の束になってネットワークをつくることで、複雑な情報処理をおこない、記憶や学習など脳の中心的な役割を果たしています。

脳内での情報伝達のしくみ

神経細胞同士の情報のやりとりは、電気信号と化学物質によっておこなわれます。そのしくみを説明します。生物の授業のおさらいのようですが、大づかみできるようにざっくりと解説しましょう。

まず、神経細胞は図のような構造をしています（**図4**）。本体となるのは、遺伝情報が書かれたＤＮＡを含む核やエネルギーをつくり出すミトコンドリアなどが存在する**「細胞体」**。細胞体からは、木の枝のような細かくて短い**「樹状突起」**と、**「軸索」**と呼ばれる1本の長い神経突起とが出ています。これら2種類の突起がほかの神経細胞の突起とつながることで、神経ネットワーク（神経回路）が形成されま

図４　神経細胞の構造と情報伝達のしくみ

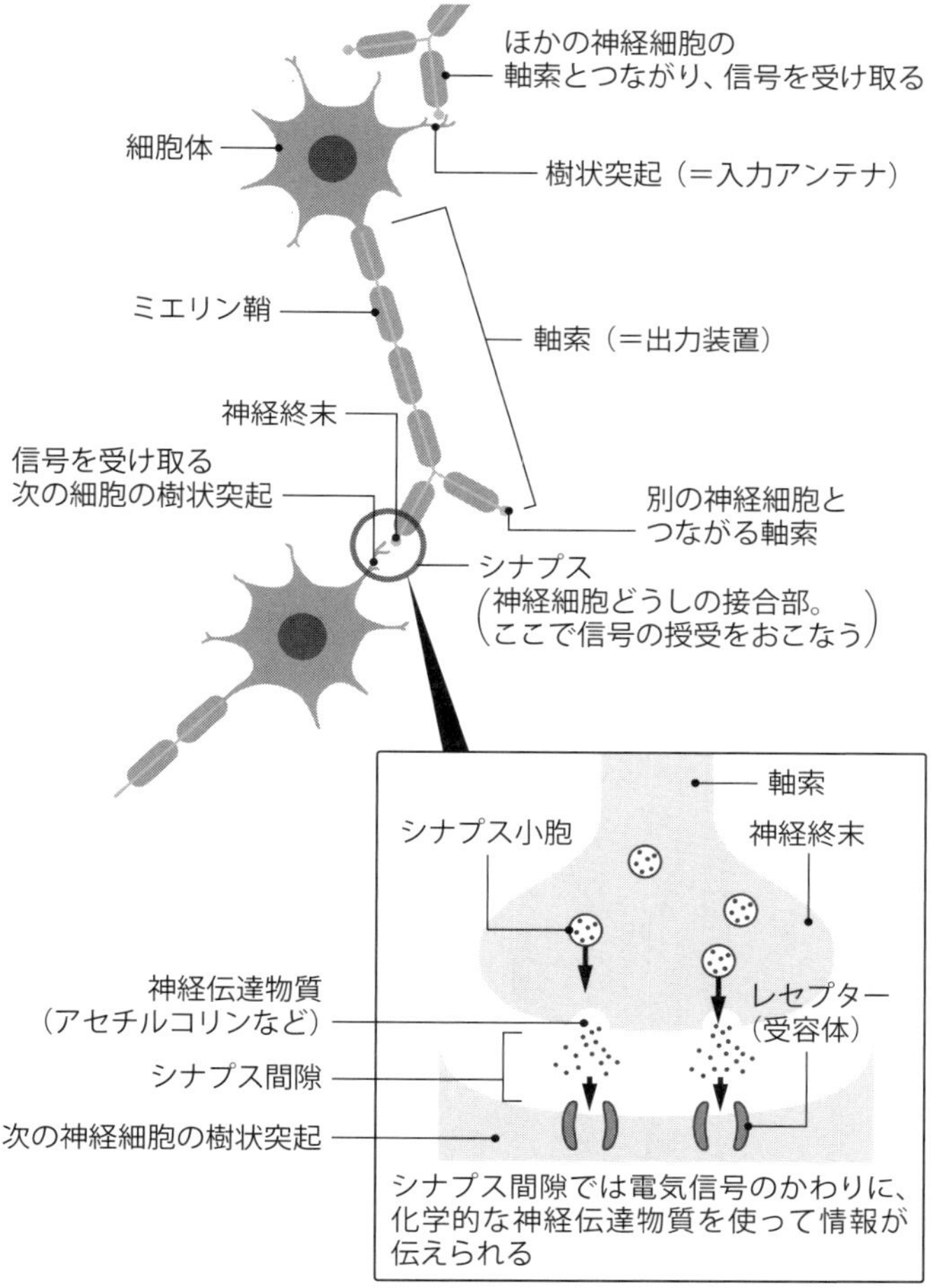

す。

正常な状態では、神経細胞から神経細胞へと伝わる情報（電気信号）は一方向のみで伝達されます。２つの突起のうち、**情報を受け取る入力アンテナの役割を果たしているのが樹状突起、出力装置が軸索**です。樹状突起が受け取った情報（電気信号）は細胞体を経て軸索を通り、軸索の末端から次の神経細胞の樹状突起へと流れます。


【電気信号の流れ（受け取り・受け渡し）】

（ほかの神経細胞の軸索）↓樹状突起↓細胞体↓軸索↓（次の神経細胞の樹状突起）


さて、情報（電気信号）の受け渡し部分をもう少しくわしくみてみましょう。

軸索の末端と次の神経細胞の樹上突起が接続し、電気信号を授受する部分を「**シナプス**」といいます。ここには隙間（すきま）があり、完全につながっているわけではありません。この隙間を「シナプス間隙（かんげき）」といい、電気信号はシナプス間隙を飛び越えることはできません。そこで、シナプス間隙では、電気信号のかわりに化学物質を使います。

軸索の末端部は枝分かれし、その末端はコブ状に膨（ふく）れた「神経終末（終末ボタン）」を形成しています。ここにアセチルコリンなど化学的な伝達物質（神経伝達物質）を含んだ**シ**

ナプス小胞という袋状の粒がたくさん入っています。

電気信号がシナプスまでくると、神経終末が刺激されてそこから神経伝達物質がシナプス間隙に放出され、次の神経細胞の樹状突起にあるレセプター（受容体）がそれをキャッチ（結合）して刺激を受け取ります。すると、そこで新しい電気信号が生まれ、情報が伝達されます。

このように、**電気信号と化学物質とを使い分けながら、神経ネットワークを情報が伝えられていくしくみ**になっています。

おもな神経伝達物質の働き

シナプス間隙で使われる神経伝達物質は神経細胞（ニューロン）でつくられ、アセチルコリン、ノルアドレナリン、ドーパミン、セロトニンなど数十種類が発見されています。

それらの働きには、神経伝達物質を受け取った神経細胞（シナプス後神経細胞）を刺激または活性化する「興奮系」のもの、逆にその活動を阻害（そがい）または遮断（しゃだん）する「抑制系」のもの、そして両者を調整する「調整系」のものがあります。

おもな神経伝達物質とその働きは次のとおりです。

・興奮系……ドーパミン、ノルアドレナリン、アセチルコリン、グルタミン酸など
・抑制系……GABA（ギャバ）、グリシンなど
・調整系……セロトニンなど

脳に限っていうと、グルタミン酸がいちばん多く、次にGABA、そしてアセチルコリンといわれています。

これらの神経伝達物質は、さまざまな役割を担っています。

グルタミン酸は神経細胞の活性化を伝える一方、GABAは神経細胞を抑制し、興奮状態を鎮める伝達物質です。ノルアドレナリンやセロトニンは割合からいうと少ないものの、生理活性が強く、気分、意欲、知性など私たち人間にとって重要な働きを持っています。

セロトニンは幸せホルモンなどといわれ、不足すると精神が不安定になりうつや不眠症になりやすい、などの話もよく耳にしますね。

なお、よく知られているアドレナリンはノルアドレナリンの代謝（たいしゃ）産物で、副腎皮質（ふくじんひしつ）で代

謝されてアドレナリンになります。
また、１つの神経細胞が１〜３種類の神経伝達物質を含んでいることがわかっています。

脳は全身の情報が集まる〝人体の司令塔〟

さて、脳と脊髄(せきずい)とその他神経をあわせて「神経系」といいます。全身に分布して、体の各部の状況をとらえて集めるなどをしている「末梢(まっしょう)神経系」と、末梢神経系が集めた情報を処理し、体の各部に反応させている「中枢(ちゅうすう)神経系」とに分かれています。中枢神経系は脳および脊髄(せきずい)からなります。

脳は、目や耳をはじめ全身の感覚器や内臓から送られてくる刺激の処理をおこなったり、思考、情動・感情、運動などをつかさどったりと、じつに多くのことをおこなっています。まさに脳は〝人体の司令塔〟なのです。

そうして集まってくる膨大(ぼうだい)な情報を、脳が高速で次々と処理しなければ、人体は立ちゆきません。そのためにも、情報（電気信号）の伝達速度を上げることが重要です。

脳神経には情報伝達をスピードアップする機能も備わっています。それが「ミエリン鞘による跳躍伝導」。ブレインフォグの原因に深く関わってくる、そのしくみを説明しましょう。

脳の情報伝達をスピードアップさせる「ミエリン鞘」

情報が神経細胞の中を通る間は電気信号で送られると述べました。したがって、長く伸びた軸索の部分は、いわば〝電線〟にあたります。

神経細胞の近くには、先述したグリア細胞の一種「オリゴデンドロサイト」（末梢神経系の場合はシュワン細胞）がいて、その突起を伸ばして軸索に巻きつき、軸索を守る鞘のようなものを形成しています（**図5**）。この部分を「**ミエリン鞘**」（髄鞘）といいます。

ただ、オリゴデンドロサイトの突起は短いため、軸索全体をすっぽりと覆っているわけではありません。何本か突起を伸ばして巻きつき、それぞれにミエリン鞘を形成しているため、鞘と鞘の間には「**ランビエ絞輪**」と呼ばれる隙間があります。

さて、このミエリン鞘とランビエ絞輪の部分を、情報である電気信号はどのように伝わ

図５　ミエリン鞘の跳躍伝導

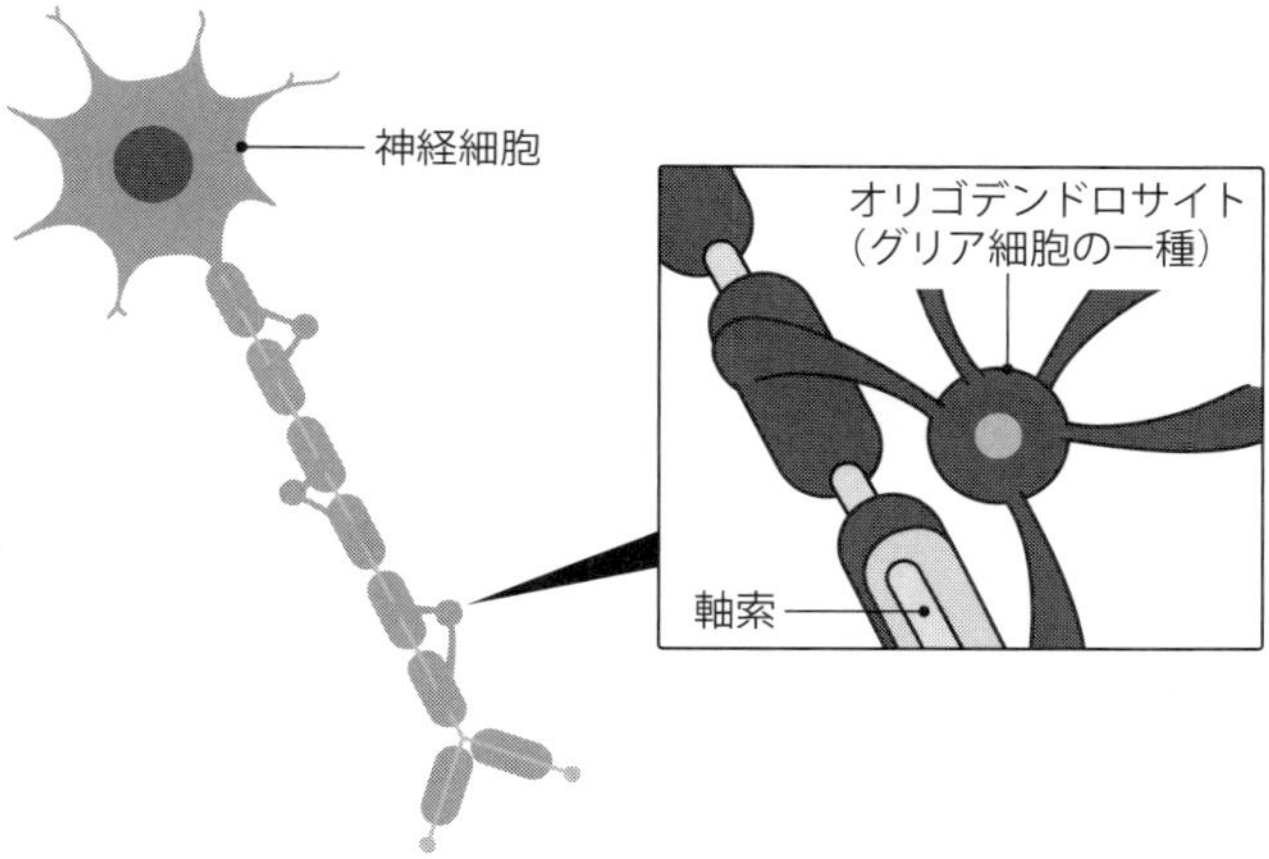

有髄神経（ミエリン鞘があるもの）

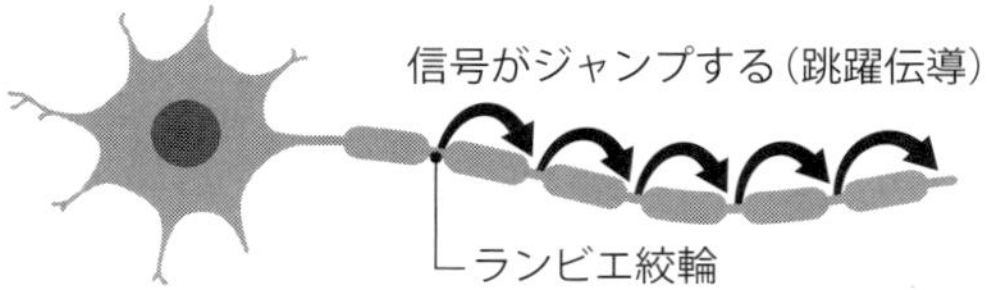

無髄神経（ミエリン鞘がないもの）

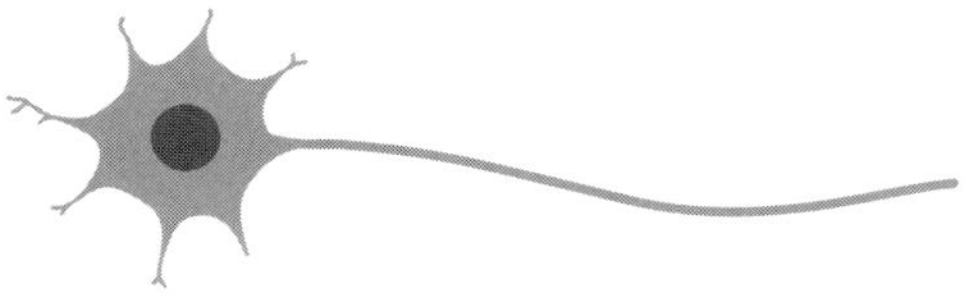

るか。
細胞膜（まく）は脂質（ししつ）でできており、脂質は電気を通さないため、オリゴデンドロサイトによるミエリン鞘は〝絶縁体〟の役割を果たします。一方、ランビエ絞輪では軸索、つまり〝電線〟がむき出しになっているので、電気が通ります。

つまり、軸索には電気を通す部分と通さない部分が交互に出てくるのです。電気信号は電気を通さないミエリン鞘をすっ飛ばし、電気を通すランビエ絞輪から次のランビエ絞輪へと飛び飛びに伝わっていきます。いわば**電気信号がポンポンとスキップしながら伝わっていくわけで、これを「跳躍伝導」といいます。**

こうして、**ミエリン鞘があることで、情報の伝達スピードは格段に速くなる**のです。

なお、神経細胞には、ミエリン鞘があるもの（有髄（ゆうずい）神経細胞）とないもの（無髄神経細胞）とがあります。**ミエリン鞘があるかないかで、情報伝達の速度は新幹線と各駅停車ほど違う**とたとえられます。

大脳は、目や耳などから入ってきた情報を分析してそれに応じた運動を命じたり（一次機能）、一次機能によって得た情報を変換して記憶や情動、認知といったより高度な命令をする機能（高次機能）とを担当しています。そのため、情報処理が迅速（じんそく）におこなわれるよう、**大脳の場合は、ほとんどがミエリン鞘のある有髄神経細胞**です。

脳が持つすごいバリア機能「ＢＢＢ」（血液脳関門）

脳内では複雑でなおかつ膨大（ぼうだい）な量の作業がおこなわれているため、脳はつねに多くのエネルギーを必要とします。

脳活動のエネルギー源となる酸素（こうそ）や栄養素（おもにブドウ糖）は、血液によって運ばれます。それらが脳のすみずみまで運ばれるよう、脳内には神経ネットワークのように毛細（もうさい）血管のネットワークも広がっています。

たとえば、急に心肺停止になるなどして脳への酸素供給が途絶えると、すぐに脳細胞は死にはじめます。それほど、脳細胞には多大なエネルギーが必要だということです。

ただ、血流によって運ばれているのは、酸素と栄養素だけではありません。**外から侵入してきた細菌やウイルスも血流に乗って体の中を移動します。**ですから、血液中のものがなんでも自由に脳に入れるというわけではありません。

脳細胞はほかの体の細胞と比べるととてもデリケート。少しでも有害なものが脳の中に入ってくるとすぐに死んでしまいます。しかも、全身の中でも脳細胞と心臓の細胞だけは再生できません。

そこで、脳は、有害物質や病原体などから自らを守るために、血液を介して外からの物質が簡単に入ってこないよう、**毛細血管から脳内へととり入れる物質を制限しています。**

脳の中に入れる物質は、一部の例外（アミノ酸の一部やヌクレオチドなど）を除いて、基本的に酸素・二酸化炭素・ブドウ糖（グルコース）の３つだけ。いずれも進化の過程で脳に必要な物質です。

いわば、**脳はバリア機能を有している**わけで、**このしくみを「ブラッドブレインバリア」**（血液脳関門：通称**ＢＢＢ**＝ Blood-Brain Barrier）」といいます。

ＢＢＢは、おもに脳の毛細血管の内皮（ないひ）細胞、そして**グリア細胞の一種である「アストロサイト」**との働きによって形成されています。

まず、血管壁（へき）は細胞同士がくっつくことで構成されていますが、細胞同士の接着が弱いと、隙間（すきま）から血管内を流れる化学物質や細菌などの有害物質が脳内に漏れ出してしまいます。そうならないよう、毛細血管の内側を覆う内皮細胞同士はお互いに密着して強固な〝壁〟をつくっています。これをタイトジャンクション（密着接合）といいます。

そうして強固になった血管壁の外側を周皮細胞（ペリサイト）が籠状に覆い、さらにそこにアストロサイトが突起の１つを伸ばしてペタッと覆い、壁をいっそう補強しています。**こうしてできた厚い壁の強力なバリア層によって、血管内の有害物質が脳内に入るのを防いでいます。**

アストロサイトの役割はこれだけではありません。

アストロサイトは別の突起を神経細胞にも伸ばし、毛細血管と神経細胞の両方に足をかける格好になっています。つまり、**毛細血管から神経細胞へと移行する物質は、アストロサイトの中を通る**ということです（図６）。

血管壁のタイトジャンクションをすり抜けた物質がアストロサイトに入ってくると、アストロサイトはその物質が脳にとって有益か、それとも有害かを判断します。有益なものは「あなたは栄養素だから脳に行っていいですよ」と神経細胞へと送り出し、有害だと判断したものはそれ以上の脳への侵入を防ぐため、その物質を自らに抱え込んだままアポ

図6　血管と神経細胞をつなぐアストロサイト

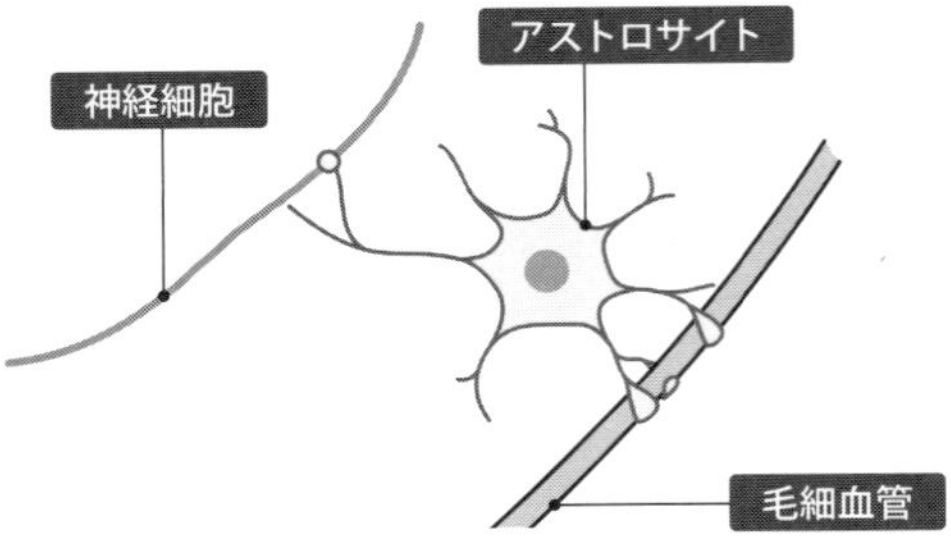

アストロサイトの働き

- BBB（血液脳関門）をつくり、有害物質が脳内に入るのを防ぐ
- 脳に必要な物質を選別して供給

トーシス（細胞の自殺）します。つまり、毒を道づれにして自ら死んでしまうのです。そうして自殺したアストロサイトは、血管の中にとり込まれ、排泄物として運び去られます。

このように、**BBBは、**おもに血管内皮細胞、アストロサイト、神経細胞とのクロストークによって制御され、**脳に必要な物質を血液中から選別して脳内へと供給するとともに、脳に有害なものを排出することで、つねに情報伝達がスムーズにおこなわれるよう脳をよりよい状態に保つ役割**を果たしています。

神経ネットワークに異常が起こるとブレインフォグになる

ここまで、脳の情報伝達のメカニズムについてみてきました。

このメカニズムのどこかに不具合が生じて情報伝達のスピードが遅くなると、それまでクリアだった頭に霧がかかったように感じるようになります。まさにブレインフォグの状態になるわけです。

そして、新型コロナの後遺症なのか、うつなのか、更年期障害なのか……その原因によって、神経ネットワークのどこに問題が生じて、情報伝達のスピードに影響が出ているのかが違っています。

したがって、不具合の生じている部位によって、対処法も少しずつ異なってきます。

そこで、脳のどこにどのような障害が生じているのか、コロナ後遺症とそのほかの原因に分けて、ブレインフォグが起こるメカニズムを説明します。それを知ることで、なぜその対処法が有効なのかに納得がいき、実践（じっせん）しやすくなるはずです。

新型コロナ後遺症のブレインフォグのメカニズム

2020年に、はじめて新型コロナウイルス感染症の後遺症によるブレインフォグが報告されてから約5年、そのメカニズムがやっと解明されてきました。

現在までに、コロナ後遺症によってブレインフォグが起こる理由には、次の3つがあることがわかっています。

①ミエリン鞘の損傷
②サイトカインによる脳の炎症
③BBBの破綻（はたん）

新型コロナウイルスに感染することで、これらの3つのことが単独、もしくは複合で起こり、その結果、ブレインフォグになることがわかったのです。

それぞれがどのようにブレインフォグを起こしていくのか、そのメカニズムについて説明します。

メカニズム1 ミエリン鞘の損傷

3つの原因のなかでも、もっとも多いのがミエリン鞘の損傷です。

すでにお話ししたように、絶縁体として働くミエリン鞘の存在によって、電気信号によっておこなわれる神経細胞内の情報伝達のスピードは格段にアップします。

ですから、なんらかの理由によって**ミエリン鞘が損傷するなど不具合が起こると、**ミエリン鞘を跳躍して電気信号を飛ばそうとしても、「あれ？ ミエリン鞘がない！ スキップできない」という事態になります。つまり**跳躍伝導ができなくなるわけで、情報伝達のスピードはがくんと落ちる**ことになります。

また、ミエリン鞘の損傷によって軸索での電気信号が正しく伝わらなくなると、神経終末からの神経伝達物質の放出量が低下します。

こうした2つのメカニズムによって、**神経ネットワークの情報伝達が不安定になり、認**

知機能の働きが低下し、ブレインフォグの症状があらわれることになります。

コロナを防ぐ抗体がミエリン鞘を損傷していた！

では、そのミエリン鞘に損傷をもたらすものはなにか。じつは、新型コロナウイルスそのものではありません。コロナウイルスから体を守ろうとしてつくられる「抗体」（免疫グロブリンとも呼ばれる）が原因です。いったい、どういうことでしょうか。

私たちの体には、**化学物質や細菌、ウイルスなど「抗原」と呼ばれる異物が侵入しようとすると、これを外敵と認識し、体を守るために排除しようとするしくみ、いわゆる「免疫システム」**が備わっています。

免疫システムは、抗体、白血球、肥満細胞などの5種類から構成されていますが、このうち**血液中にもっとも多く含まれ、ウイルスや細菌と結合して無毒化する力が強いのが「IgG」抗体**です（**図7**）。

IgG抗体を簡略化して描くと、Y字型をしています。上部の左右に広がっている部分（抗原接合部位）は、ウイルスや細菌などの抗原に合わせて形を変えることができます。

ＩｇＧが抗原を発見すると、上部の可変部が抗原に結合してその特徴を記憶し、その抗原のみに特異的に働く抗体をつくります。たとえば、インフルエンザウイルスと新型コロナウイルスでは、ウイルスの形が違うため、異なる抗体ができる、というふうにです。

さて、新型コロナウイルスの特徴は、その表面にたくさんトゲトゲがついていることで、このトゲトゲを「スパイクタンパク質」と呼びます。ＩｇＧが抗体をつくるときは、このスパイクタンパク質を認識して、その形に合わせた抗体をつくることになるため、新型コロナウイルスに対するＩｇＧ抗体を「スパイク抗体」とも呼びます。このスパイク抗体ができることが、コロナに対する免疫を獲得（かくとく）する、ということです。

ところが、**新型コロナウイルスに感染してこの抗体ができると、ミエリン鞘が傷つく可能性があるのです。**

もう少しくわしくみていきましょう。細胞のとくに細胞膜（まく）には、細胞外からやってくるさまざまな分子（神経伝達物質やホルモン、生理活性物質など）を選択的に受容する「受容体（レセプター）」が多く存在しています。レセプターとはいわば鍵穴のようなもので、その鍵穴に合う鍵の物質だけをキャッチします。

ウイルスが体内に入ると、細胞の表面（細胞膜上）にあるレセプターと結合して侵入しようとします。ウイルスが持つ鍵とレセプターである鍵穴とが一致してしまうと感染、となります。新型コロナウイルスの場合、鍵であるスパイクタンパク質が細胞表面のＡＣＥ２レセプターに親和性があり、ここを鍵穴として侵入します。

そうなる前に、ＩｇＧ抗体がウイルスのスパイクに結合したりして、ウイルスを自由に動けなくしてしまえば、抗原は鍵穴と結合できなくなり、無毒化されます。これを中和作用といいます。

ＡＣＥ２は「アンジオテンシン変換酵素（こうそ）２」といい、細胞表面に発現する酵素（タンパク質）です。これがミエリン鞘の表面にもあります。そして、ここにＩｇＧ抗体がくっついてしまうのです。いわば**ウイルスとレセプターの「鍵と鍵穴」の関係が、ＡＣＥ２とＩｇＧ抗体との間にもできてしまう**わけです。

するとどうなるか。ＩｇＧは敵が細胞壁や細胞膜を持つ細菌だった場合、結合すると細胞膜に孔（あな）をあけ、細菌を死滅に導きます。そして、ミエリン鞘の正体もオリゴデンドロサイトというグリア細胞の一種ですから、ＩｇＧが細胞膜のレセプターにくっつくと、そこ

図7　ウイルスを防ぐIgG抗体がミエリン鞘を攻撃してしまう

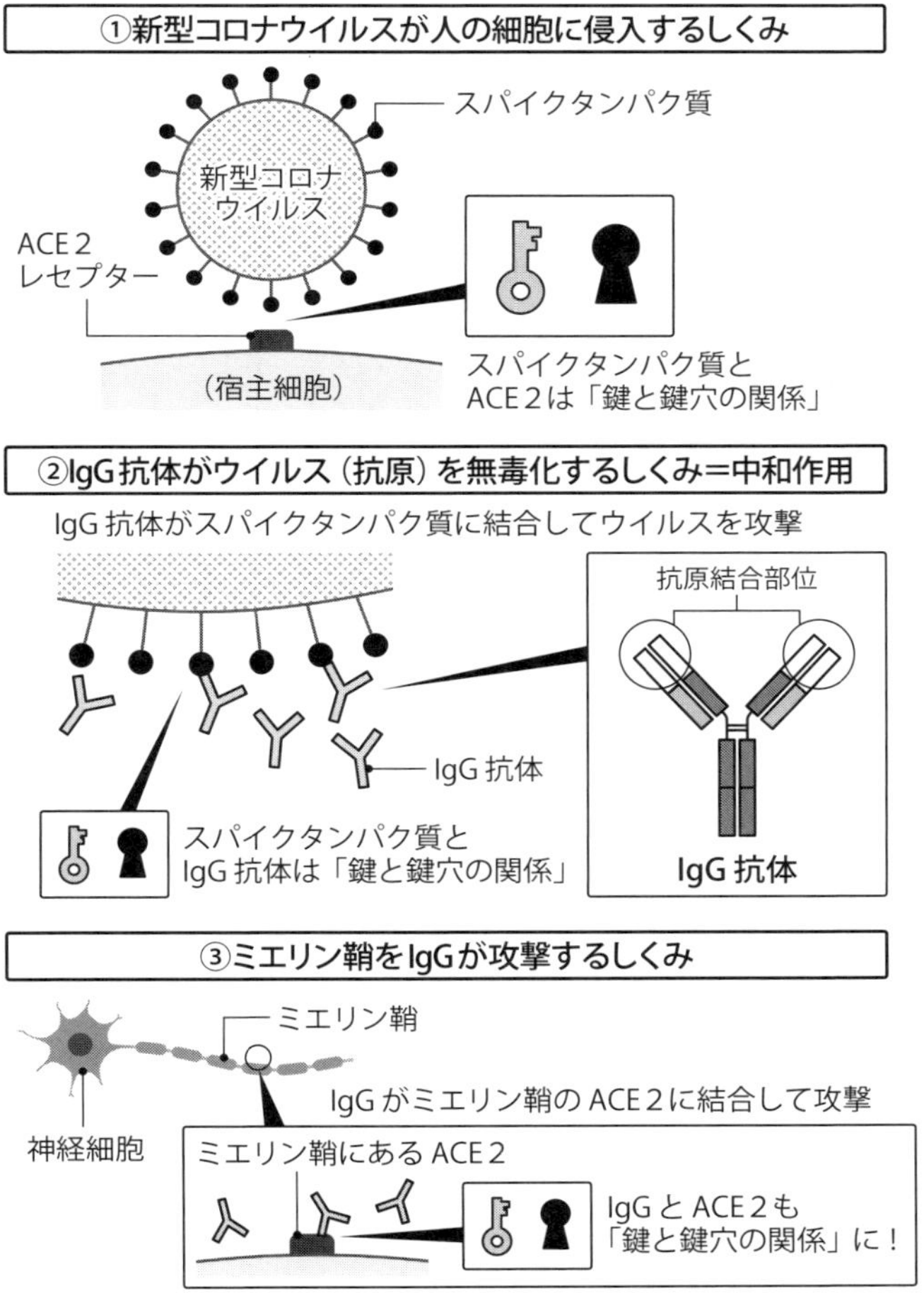

から孔をあけます。つまり、**ＩｇＧがミエリン鞘を攻撃することになってしまう**わけです。

神経細胞は分裂しないため、一度傷つくと二度と再生されませんが、グリア細胞は分裂細胞なのでミエリン鞘は傷ついても再生が可能です。

ですが、**新型コロナウイルスに感染するとしばらくは抗体がつくられつづけるため、ミエリン鞘が一生懸命再生しようとしても、あらたな抗体が「あれ、再生しかけてる。じゃあまた壊してやろう」と攻撃をするので、いつまでたってもミエリン鞘は再生することができません。**

そのため、**情報伝達の速度は落ちたまま、神経伝達物質の働きも低下したままの状態が続く**ことから、ブレインフォグの症状が長引くことになります。

このように、体の防御（ぼうぎょ）反応である免疫システムによって、自分の細胞が傷つけられるということは、スパイク抗体によるミエリン鞘の損傷は、ある種の自己免疫疾患（しっかん）といえるかもしれません。

メカニズム2

サイトカインによる脳の炎症

新型コロナ後遺症に関する数多くの研究によって、**ブレインフォグに悩む人の脳には慢性炎症が起こっている**といわれています。

炎症とは、簡単にいえば、異物や組織のダメージから体を守る防御反応のこと。たとえば、足首をひねったときに、その部位が痛む（疼痛）、赤くなる（発赤）、腫れる（腫脹）、熱を持つ（発熱）、場合によっては歩くのが困難になる（機能障害）の症状があらわれます。

これらを「炎症の5大兆候」といいますが、これらの炎症は白血球の一種である**好中球**によるものです。

ケガをしたり体内に細菌やウイルスなどの異物などが侵入すると、その部位に真っ先に自然免疫（体が自然に反応する最初の免疫）を担当する好中球が集まってきます。

そして、異物を細胞内にとり込んで無害化したり、リゾチームなど殺菌作用のある酵素を放出して異物を攻撃したり、新しい血管をつくって血流を増やしてダメージを受けた組織を修復したりします。

さらに、**サイトカイン**（細胞同士の情報を伝達し、免疫細胞を活性化して炎症症状を起こす）**を産生・分泌し、問題部位へとほかの免疫細胞を動員することで、免疫をアップ**します。

このように、適切な炎症反応は人体にとって重要です。

しかし、炎症の原因を早急に排除できないと、炎症反応が数週間から数ヵ月、またはそれ以上続くことがあります。**炎症が慢性化すると、その場所でサイトカインも産生・放出されつづけることになり、やがて過剰になって自分の細胞まで傷つけてしまう「サイトカインストーム」が起こります。**いわゆる免疫機能の暴走です。

好中球が放った免疫物質が脳内で暴走

さて、コロナ後遺症の人の脳内では慢性炎症が起こっていることがわかった一方で、新型コロナウイルスは神経細胞へは感染しづらいことも多くの研究によってわかっています。

神経細胞に感染はしないということは、神経組織にはダメージはないはず。にもかかわらず、**なぜ脳に炎症が生じてブレインフォグのような中枢神経障害が起こるのか**、その理由もわかってきました。

ひとつは、体のほかのところ（たとえば鼻や喉の粘膜細胞など）の感染によって起こった炎症の影響です。

じつは、好中球は本来、細菌退治を得意とする細胞ですが、コロナウイルスに対してはおもに発症初期に、自ら死んで自身のＤＮＡやリゾチームなどのタンパク質を使って投網のような「好中球細胞外トラップ」をつくり、それを投げつけてウイルスを退治することが研究によってわかりました。

ところが、この好中球細胞外トラップによって、血栓ができやすくなります。

新型コロナウイルスの変異型であるアルファ株が猛威をふるっていたころ、サイトカインストームによって血栓がつくられることが話題になったことを覚えている方もいると思います。

現在の変異株では、細胞外トラップによって血栓がつくられるほどではないものの、次のようなことがわかってきました。

・好中球によって血液中に多量に放出された**サイトカインやリゾチームなどの免疫物質が血流によって脳へと運ばれ、**どちらも分子が小さいため**ＢＢＢを通り抜けて脳内に侵入し、小さな暴走を起こす**ことがある（好中球などの白血球はＢＢＢによって阻まれ、

図8　コロナ感染で脳の慢性炎症へ

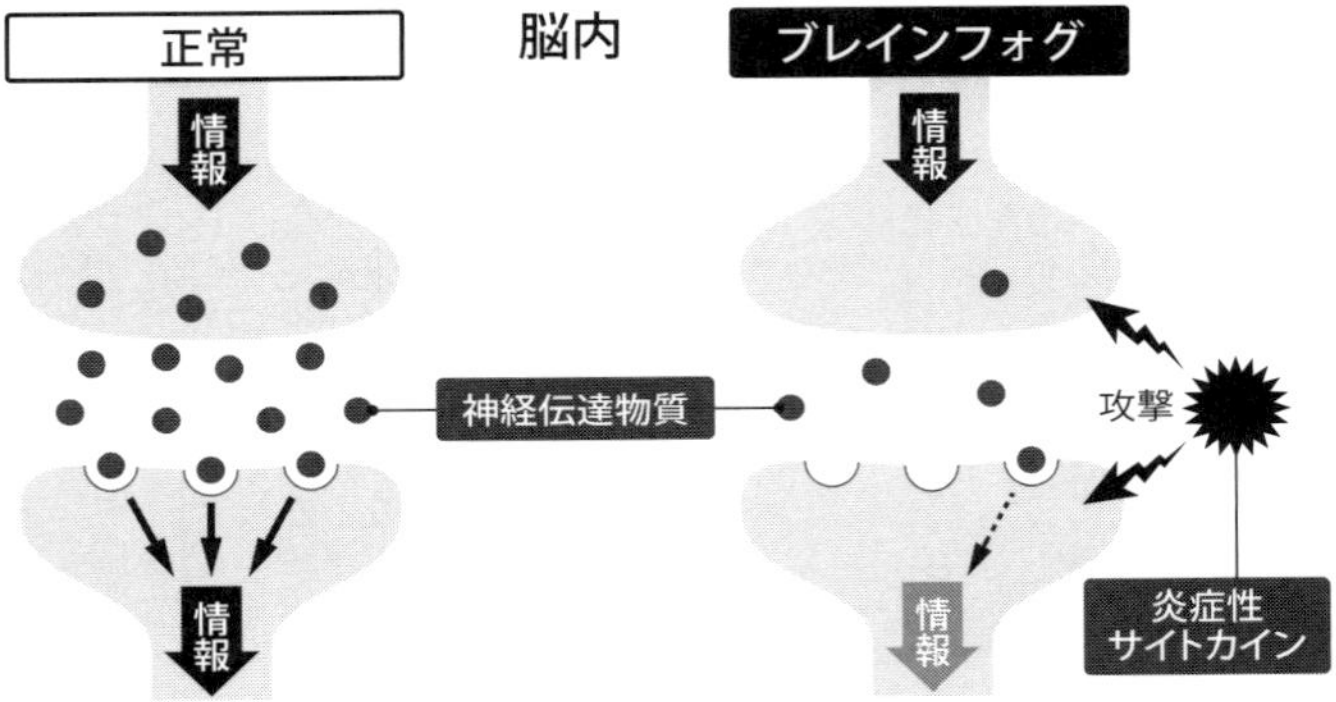

新型コロナウイルス感染後、大量放出された炎症性サイトカインなどが脳内に侵入。神経細胞を攻撃し、情報伝達を妨げるとともに、脳内の慢性炎症を引き起こす

基本的に脳には入れない）。

・その暴走した免疫の攻撃をいちばん受けるのが、脳幹網様体。

脳幹網様体は脳幹にあり、神経細胞と神経線維（軸索や樹状突起の長く伸びた部分）が入り交じって網目状になっている部分です。大脳に電気信号を送って、覚醒状態を保つ役割をしています。

ですから、**脳幹網様体の神経細胞が攻撃されて神経伝達物質の分泌が減り、情報伝達に支障が出ると、覚醒度が下がり、眠くて頭がぼんやりした状態、つまり、ブレインフォグの症状があらわれます（図8）**。

好中球が引き起こす脳内の慢性炎症の流れをわかりやすくまとめましょう。

新型コロナウイルス感染による鼻や喉の炎症
↓
好中球が放った炎症性サイトカインなどがＢＢＢをすり抜け、脳内に侵入
↓
脳内で小さな暴走（サイトカインストーム）が起こり、脳幹網様体にダメージ
↓
脳の慢性炎症へ＝ブレインフォグ

脳の免疫細胞がコロナに感染し過剰活性

もう1つは、グリア細胞の一種で中枢神経系（脳と脊髄）において免疫を担当する「ミクログリア」の存在です。最近、慶應義塾大学の研究チームによって、ミクログリアはコロナウイルスに感染することがつきとめられました。

先述のとおり、好中球などの白血球は、基本的に脳には入れません。侵入できるのは、ケガや病気などで脳の毛細血管が損傷して壁に穴があき、ＢＢＢが破綻したときだけ。**白血球にかわって脳内で免疫を担っているのがミクログリア**です。

ミクログリアは、通常は突起を伸ばして周囲の神経細胞に接触し、異常がないかを監視しています。そして、神経細胞に異常が起こると、組織の修復を手助けする成長因子などの生理活性物質を放出します。

また、効率の悪いシナプスや不要な細胞に対しては、アポトーシスを引き起こす活性酸素を放出し、死んだ細胞や異物を食べることで、**脳内を清掃する役目も担っています**。死んだ細胞がいつまでも残っていると脳機能に障害をもたらすので、その働きはとても重要です。

その**免疫細胞であるミクログリア自体が、新型コロナウイルスに感染してしまう**のです。

ミクログリアは障害を受けるなどして過剰に活性化されると、**炎症性サイトカインを大量に放出**します。また、リゾチームなどタンパク質分解酵素を放出して、**正常な神経細胞を攻撃してしまうことも**あります。

研究によって、新型コロナウイルスは、ミクログリアの表面にあるＤＰＰ４というレセプター（受容体）を使って感染させることがわかりました。そうして新型コロナウイルスに感染したミクログリアが異常な活性を起こしたり死滅したり、神経細胞を傷つけたりすることで、**脳内に炎症性の物質が増えて慢性炎症が起こり、ブレインフォグの症状が引き起こされます。**

ミクログリアのコロナ感染が引き起こす脳内の慢性炎症の流れをまとめましょう。

脳内で免疫を担うミクログリアが新型コロナウイルスに感染

↓

過剰活性したミクログリアが炎症性サイトカインなどを大量放出

↓

神経細胞を攻撃するとともに、脳の慢性炎症へ＝ブレインフォグ

なお、ミクログリアへの感染経路ですが、ウイルスは本来ならＢＢＢを通過できず、血液循環によっては脳に入れないと考えられています。しかし、この後説明するＢＢＢの破

綻が起こることで、脳内に新型コロナウイルスが侵入して感染することが考えられます。
また、もう1つの感染ルートとして、たとえば鼻の粘膜から侵入したウイルスが嗅覚神経を伝うなど、神経経路を利用する方法もあるのではないかと考えられています。

メカニズム3 BBB（血液脳関門）の破綻

私たちはふだんから食事をすることで、有機水銀などの有毒なものを少しずつ体内にとり込んでいます。それでも、たとえば有機水銀によって中枢神経系が障害を受ける「水俣（みなまた）病」などの疾患（しっかん）にならないのは、**BBBの中心的存在であるアストロサイトが水銀をとり込んだままアポトーシスし、その後すぐに再生されてBBBを構築する**からです。

1950年代に熊本県で水俣病が発生したのは、有毒なメチル水銀を多量に含む工場排水が水俣湾に放出されつづけたために魚や貝にとり込まれ、それを多くの人が食べてしまったことが原因です。

水銀の量が多すぎてBBBを担うアストロサイトのほとんどが死滅してしまい、BBBが破綻（はたん）して水銀が脳に入り放題になってしまったことで、神経細胞が障害を受け水俣病を発症したのです。

それと同じことが、新型コロナウイルス感染でも起こることがあります。ウイルスは生命体ではないため、鼻や喉などの粘膜細胞にくっつくと細胞の中に入り込み、細胞内の材料を使って自分のコピーをつくらせて増殖（ぞうしょく）します。ウイルスが増えた細胞はやがて破裂し、たくさんのウイルスが飛び出してほかの細胞に入り込み、同じことをくり返すことで、ウイルスは爆発的に増加します。

そうして**増殖したウイルスが血流によってどんどん脳に運ばれると、ＢＢＢの要（かなめ）であるアストロサイトは次々とウイルスを抱え込んで自殺し脱落してしまうため、再生が間に合わず、ＢＢＢが破綻する**ことになってしまいます。

ＢＢＢが破綻すると、コロナウイルスだけでなく別の有毒物質などもやすやすと脳に侵入して、脳のあちこちで炎症（脳炎）を起こし、結果としてブレインフォグの症状があらわれます。

コロナ以外のブレインフォグのメカニズム

ここまで、コロナ後遺症のブレインフォグのメカニズムについてみてきましたが、改善策については次の章に譲ります。というのも、**コロナ後遺症のブレインフォグの改善策は、土台となる脳機能全体をアップさせる効果があり、ほかのブレインフォグを改善するのにも役立つ**ため、独立した章として説明します。

ここからは、コロナ後遺症以外の誰でもなりうる身近なブレインフォグの原因と、症状を引き起こすメカニズム、そして原因別の対処法についてお話ししましょう。

睡眠過多のブレインフォグ

「徹夜をした翌日は、頭がぼーっとして仕事がはかどらなかったけど、その後しっかり寝たら、頭がスッキリして元気になった」という経験を持つ方は少なくないと思います。その一方で、「寝すぎて頭がぼーっとして、やる気が起きない」という経験を持つ方もいるでしょう。

私自身、ふだんは7時間睡眠で、朝目が覚めるとすぐにベッドから出て身支度にとりかかれるのですが、たまに10時間ぐらい寝てしまうと、「う～ん、なんか起きれない」という感じになって頭がしゃっきりせず、ぐずぐずしてしまいます。

いつもより夜しっかり寝たはずなのに、朝なかなか起きられない。起きても頭がぼーっとしてやる気が出ない。

そのように、寝すぎ、いいかえれば**「睡眠過多」によって頭がぼーっとしたり、やる気が起きなかったりするのは、脳の「帯状回」という部位がなかなか起きない、つまりしっかり機能していないため**です。

帯状回は、大脳の奥深くに存在している大脳辺縁系（だいのうへんえんけい）というところにあります（47ページ**図2**参照）。ここは、発生学的に古い原始的な脳の一部で、記憶や本能をつかさどる「海馬（かいば）」や情動・感情を起こす「扁桃体（へんとうたい）」などがあります。

帯状回はそれら各部位を結びつける役割を果たし、**本能的な感情から行動したいかどう**

かを判断したり、行動する意欲をつくり出したりするなど多彩な機能に関係しています。

また、帯状回は「脳の司令塔」と呼ばれる「前頭前野（ぜんとうぜんや）」と相互作用して、**「ワーキングメモリ」の機能を担当**しています。ワーキングメモリとは作業記憶とも呼ばれ、簡単にいえば、計算や会話などの作業や動作をするときに使う記憶です。

私たちが作業や動作をするときには、なにをどうするかを瞬時に考えながらおこなっています。そのためには、必要な情報を一時的に頭の中で保持しながら、同時にその情報を処理する能力が必要です。たとえば、会話をするときは、相手の話を聞きながら、相手の意図を汲みとり、どの言葉を残して、どの言葉を捨てるかという情報処理を瞬時に判断して実行するという作業をくり返しおこなっています。

このように、ワーキングメモリは、その場限りの認知作業をおこなうために用いられる一時的な記憶であり、記憶内容を作業に必要なわずかな間だけ意識上に保ちつつ、それを残すか削除するかといった操作をする機能。単純に情報を記憶する能力とは異なり、**記憶を保持しながら同時に認知的な作業をおこなう能力**です。

ワーキングメモリの機能は脳内でもっとも活動性が高く、帯状回がしっかり働かないと「仕事がサクサクできない」「頼まれたことを忘れる」など仕事や勉学に支障があらわれることになります。

また、**帯状回は動機づけに関係しているので、活動が弱まるとやる気も出なくなります。**

こうした2つの機序によって、睡眠過多で帯状回がしっかり働かないと、ブレインフォグの症状があらわれることになります。

改善策 7時間睡眠を心がける

先天的に必要な睡眠時間の長い「ロングスリーパー」の人（人口あたり約5～10%と考えられている）や、「睡眠時無呼吸症候群」（気道(きどう)が狭くなり周期的に呼吸が止まったり呼吸が浅くなったりする）などの病気によって、過眠の症状があらわれる人もいます。

ですが、**多くの場合、過眠を引き起こす原因は睡眠不足**です。休日は一日中寝て過ごすという人は、平日の睡眠時間が足りていません。慢性的な睡眠不足は「睡眠負債」とも呼ばれ、昼間の眠気や体の不調などにつながります。

くわしくは第4章で説明しますが、多くの研究によって**理想の睡眠時間は7時間**といわれています。仕事の都合などでたまに睡眠時間が短くなるのは仕方がありませんが、できる限り睡眠時間を確保するよう心がけましょう。快眠のポイントについても後で紹介しますので、睡眠バランスの崩れている方は参考にしてください。

なお、**セロトニンやドーパミン**といった睡眠に関わる神経伝達物質が少ないことが原因で睡眠時間が長くなることがあります。**これらの分泌量が少ないと過眠症やうつなどの原因となる**こともあり、この場合は、病院での治療が必要になります。

更年期のブレインフォグ

更年期症状に関するさまざまな調査において、**4割の女性が「もの忘れによるミスが増えた」「新しいことが覚えにくくなった」「集中できない」などの症状によって仕事のパフォーマンスが下がる**とこたえ、そのうち1割の人が仕事をやめたとの結果が出ています。

更年期（閉経前の5年間と閉経後の5年間とを合わせた10年間のことで、だいたい45〜55歳）**にこうしたブレインフォグの症状が出やすいのは、女性ホルモンの「エストロゲン」が関係しています**。

エストロゲンは女性が妊娠・出産するうえで重要な働きを果たすホルモンですが、脳の認知機能に対するさまざまな作用を持つことでも知られています。

まず、**エストロゲンは、**脳を活性化したり血流をうながしたりする働きを持つアセチルコリンや、幸福感や睡眠の促進、記憶や学習機能にも関わるセロトニンなど**神経伝達物質の量を増やしてその作用を増強し、集中力や思考力など認知機能を維持する働き**があります。

また、エストロゲンなどホルモン分泌を調節している脳の視床下部(ししょうかぶ)は、自律神経のコントロールタワーでもあり、ホルモンと自律神経とはお互いに影響しあっています。

自律神経は、自分の意思では制御できない呼吸や血圧、代謝、睡眠など生きていくうえで必要不可欠な機能を調整している神経。おもに昼間や集中・緊張しているときに優位になる交感神経と、夜や休息モードのときにオンになる副交感神経とが、必要に応じてスムーズに切り替わりながらお互いにバランスをとって働くことで、心身の健康を保てるようになっています。つまり、自律神経は心身を整える鍵であり、両者のバランスがとれていれば、集中力や判断力を維持することができます。

そして、**エストロゲンの分泌が順調でホルモンバランスがとれていれば、自律神経のバランスも安定します。**

このように、エストロゲンは、神経伝達物質と自律神経のバランスという、大きく2つのルートから認知機能を高める働きをしています。

ところが、更年期になると、閉経にともなってエストロゲンの分泌量が大きく揺らぎながら急速に減少します。そうしてエストロゲンが激減することで、認知機能が低下し、ブレインフォグの症状があらわれることになります。

改善策　更年期治療のホルモン補充療法が有効

更年期によるブレインフォグは、更年期を過ぎれば自然に解消していきます。

しかし、症状が重くてつらいという場合には、病院でおこなわれる更年期治療の「**ホルモン補充療法**」がもっとも有効です。

ただ、ホルモン補充療法も万全ではなく効果のない方もいますし、ホルモン補充療法に抵抗感を持つ方もいます。また、子宮筋腫（しきゅうきんしゅ）など子宮トラブルのある場合は、ホルモン療法をおこなわないこともあります。

こうした場合は、体内で女性ホルモンと似た働きをする胎盤（たいばん）エキスを投与する「**プラセ**

ンタ療法」や、「なんかだるくてやる気がしない」などの不定愁訴(しゅうそ)を得意とする**漢方薬**による治療があります。

病院で治療を受けるほどではない方は、女性ホルモンと似た働きをし、更年期症状に効果があるとされる**「大豆イソフラボン」のサプリメント**がおすすめです。

なお、大豆イソフラボンをとっても、その効果を得られる人と得られない人とがいます。大豆イソフラボンを摂取すると、腸内細菌によって**「エクオール」**という物質に変化します。このエクオールこそが、女性ホルモンと似た働きをするパワーの源です。

ところが、エクオールを産生できる腸内細菌を持つのは、日本女性の約50％といわれます。つまり、**2人に1人は大豆イソフラボンをとってもエクオールをつくることができず、その効果を得られません。**

そのような人に有効とされるのが、**エクオールを含むサプリメント**です。直接エクオールをとると、体内で女性ホルモンに似た作用を発揮することがわかっています。

失敗・失恋などによるブレインフォグ

失恋したり、友達とケンカしたり、仕事で大きなミスをしたりして、気持ちが落ち込んでなにも手につかなくなったという経験のある方もいるでしょう。失恋や失敗などショックな出来事によってブレインフォグが起こるのは、ストレスによって神経伝達物質の働きが乱れるためです。

失恋も失敗も、私たちにとって心理的ストレスとなります。そして、どのようなものであっても**脳がストレスを感知すると、脳はストレスと闘って体を守るために、興奮状態を保とうとして「ストレス反応」を起こします。**

反応の起因となるのは、大脳辺縁系にある**扁桃体**（へんとうたい）です。扁桃体は、なんらかの体験から受け取った情報が快か不快かを判断して、喜怒哀楽などの情動（一過性の心的常態）を生み出します。そして、扁桃体がもっとも興奮するのが不安や恐怖に対してです。失恋や失敗も「どうしよう」「これからどうなるんだろう」という不安や恐怖を呼び起こします。

このように、自分では気づかなくても、ストレスは基本的に不安や恐怖の感情をともないます。

そして、扁桃体が興奮すると、自律神経機能とホルモン分泌の中枢である視床下部(ししょうかぶ)へと情報が伝達され、自律神経のうち活動時に優位に働く交感神経のスイッチがオンになります。すると、ノルアドレナリンなど興奮系の神経伝達物質が放出されます。さらに副腎(ふくじん)にも情報が伝達され「ストレスホルモン」といわれるコルチゾール（ストレスを感じると交感神経を刺激し脳を活性化させる）が分泌されます。

これら一連の反応の結果、**心拍数が上がり血圧が上昇してドキドキしたりします。これが、不安や恐怖に対抗しようとして起こるストレス反応です。**

じつは、扁桃体が興奮する過程で、脳幹にあるセロトニン神経（セロトニン合成酵素を持つ神経細胞）も興奮し、セロトニンを分泌します。「おもな神経伝達物質の働き」（53ページ）でふれたように、セロトニンはノルアドレナリンなど興奮系の神経伝達物質を調整する働きがあり、扁桃体が過剰に反応することを防ぐ役割を果たしています。

また、ショックでヤケになったりしないよう、認知機能の要である前頭前野も「これはそんなに大変なことなのか？」と理性的な状況判断をおこなうことで、ストレス反応をコントロールしています。

わかりやすくいえば、**脳には「もう疲れた」「つらい」と感じるまでストレスと闘ったりしないよう事前にブレーキをかけるメカニズムがある**のです。たとえば、仕事でミスをしても「よい勉強になった。次は同じミスをしないように気をつけよう」と考えて、ネガティブな出来事をプラスに変えられるのは、このブレーキ機能によるものです。

しかし、**失恋や失敗などによるショックからなかなか立ち直れないと、**扁桃体が過剰に反応しつづけることになります。すると、前頭前野の神経ネットワークがオーバーワーク状態になって活動が弱まり、正常に機能しなくなることが研究によってわかっています。つまり、**ブレーキ機能が働きにくくなってしまい、脳は疲弊する**ことになります（図9）。

また、ストレス反応が長引くことによってセロトニンを分泌する神経もオーバーワークになり、セロトニンの分泌が減少してノルアドレナリンの分泌が増えます。さらに、セロトニンは幸福感をもたらすとともに認知機能にも関わっているため、分泌が減ると落ち込みやすくなったり集中力が低下したりします。

図9 脳疲労

ストレスを感じつづけると脳は疲弊する！

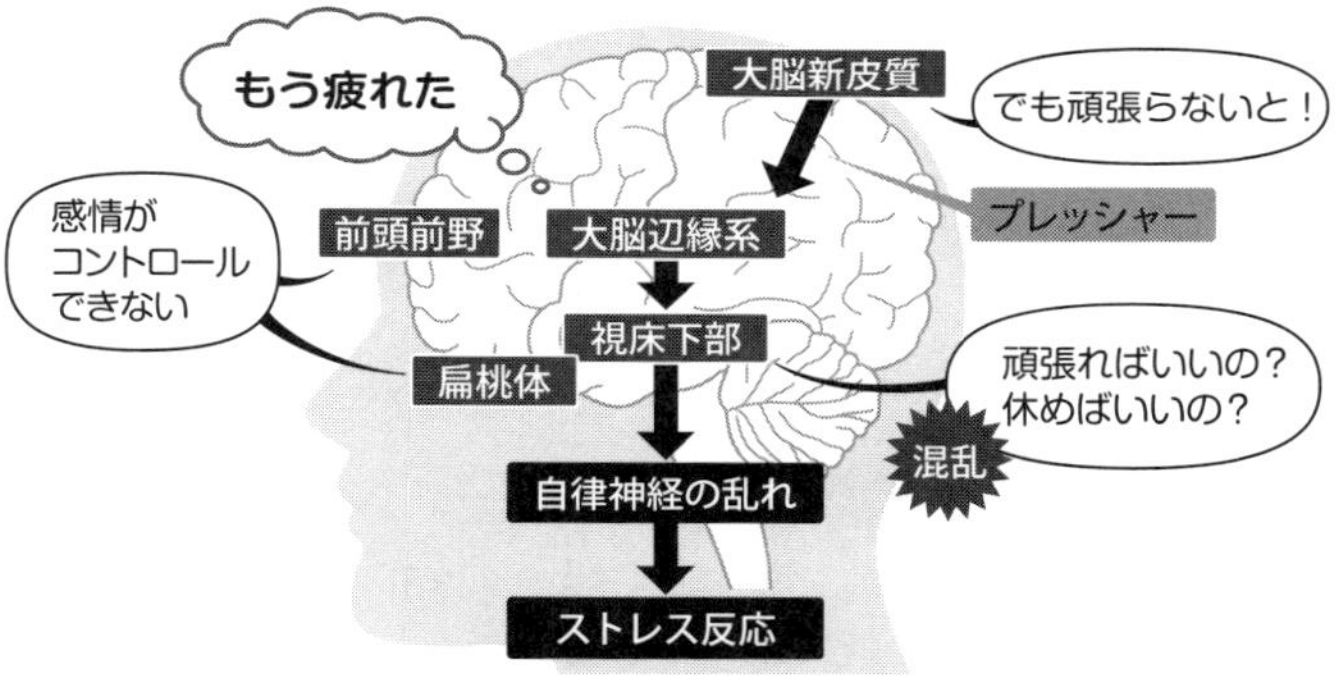

ストレスと過剰に闘わないようにする脳のブレーキ機能も、
ストレスが長引くと、きかなくなる

こうしたストレスによる前頭前野やセロトニン神経の機能低下は、失恋や失敗などから立ち直るなどしてストレスがなくなれば回復します。それとともに、ブレインフォグの症状も軽減し、やがて消えていきます。

ということは、**ショックなことがあってもあまりくよくよせず、落ち込んでもすぐ回復できるメンタル、いわゆる「楽天家」の人の方がブレインフォグは起こりにくい**といえます。

なお、後の項目でも話しますが、こうしたストレスからなかなか立ち直れず長く引きずってしまうと、適応障害やうつ病などに発展してしまうこともあります。

慢性的な疲労によるブレインフォグ

「なんか体が疲れている」というときは、頭もぼんやりしてやる気も起こりにくく、ブレインフォグのような状態になります。

疲労と脳の相関関係については、まだはっきり解明されていませんが、**疲労感を強く覚えている人ほど、認知機能の司令塔である前頭葉の血流が低下している**ことが研究によってわかっています。

一時的な疲労感であれば、休息したり気分転換をはかることで脳の血流もすぐに回復して元気になるので、問題はありません。

しかし、たとえば、長時間労働が続くなどして、つねに脳の疲れを感じて作業能力もどんどん落ちていくような場合には、前頭葉の血流量も慢性的に低下して酸素や栄養の不足状態が続いており、少し休んだくらいでは回復しづらいと考えられています。

こうした身体的な慢性疲労によってブレインフォグが起こっている場合にも、放っておくとうつ病などの精神疾患に発展する可能性もあります。「忙しいから仕方ない」などと放置せず、バランスのよい食事を心がけ、不足している栄養素をサプリメントなどで補給し、忙しくても質のよい睡眠を確保し十分な休養をとることを心がけるなどして、回復に努めましょう。

ただし、休養しても疲労感が回復せず６ヵ月以上持続し、同時に、微熱や頭痛、脱力感、思考力の低下、抑うつ症状、睡眠障害などが続いて日常生活に支障をきたしているのに、病院で検査をおこなっても異常がみつからない場合には、**「慢性疲労症候群」の可能性**があります。

いわゆる慢性疲労との違いは、仕事や育児など思い当たる原因がないのに極度の疲労感が長期間続くこと。慢性疲労症候群の患者さんは１９８８年に国際診断基準ができるまでは、周囲から「なまけ病」などといわれてつらい思いをし、症状を悪化させる人も少なくありませんでした。日本では１９９０年頃から症例が報告され、現在30万～40万人の患者さんがいるとされます。

慢性疲労症候群の原因はまだはっきりとはしていませんが、これまでの研究によって、

図10　慢性疲労症候群のしくみ（仮説）

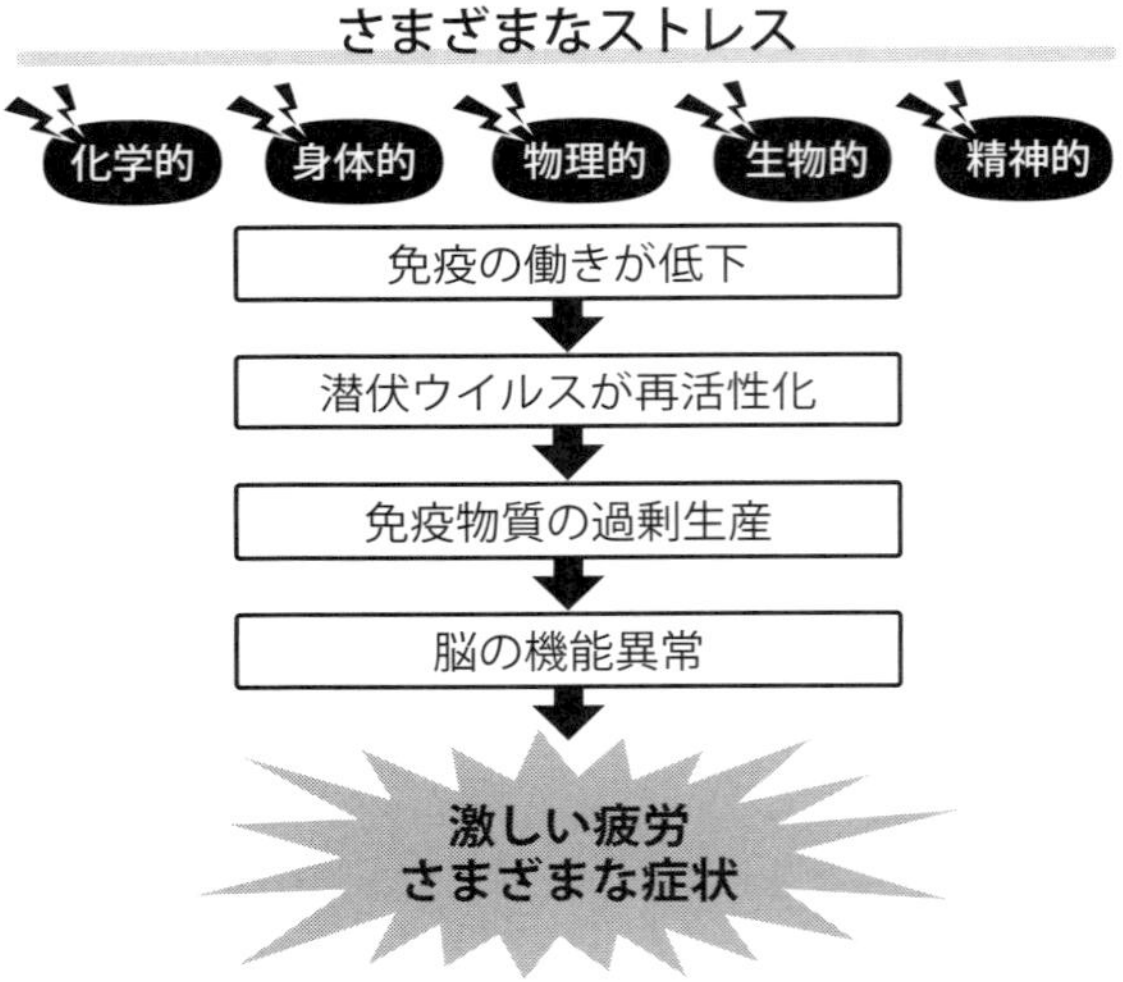

健康な人が風邪や気管支炎などを患（わずら）った後、風邪に似た症状がいつまでも長引くことで発症するケースが多いことはわかっています。

そして、最近の研究によって、**慢性疲労症候群では、炎症性サイトカインや活性酸素**（第3章参照）**が増え、炎症が強くなっている**ことがわかってきました。

この2つのことから、次のように考えられるようになっています（**図10**）。

私たちの体に備わっているホ

メオスタシスの機能は、神経系・ホルモン系・免疫系の３つがバランスを保つことで維持されます。ところが、細菌やウイルス感染など外因性のストレスをきっかけにして自律神経系の働きに異常が生じると、免疫の働きが低下します。

すると、体内に潜伏していたヘルペスウイルスなどが再活性化されます。そして、このウイルスを抑え込むために、体内でサイトカインや活性酸素など免疫に関わる物質が過剰につくられ、この過剰につくられた物質が脳内で炎症を起こして脳の働きに影響を及ぼし、強い疲労感やさまざまな症状を起こす。こうして慢性疲労症候群は起こるのだろう、という説が有力視されています。

また、脳の炎症によると考えられることから、最近では「慢性疲労症候群／筋痛性脳脊髄炎」と脳の炎症を併記するようになっています。

改善策　抗酸化サプリと漢方薬が有効

治療法もまだ確立されてはいないものの、症状の改善には、体内のサイトカインや活性酸素といった**炎症性物質による細胞の障害を防ぐ作用のある「ビタミンC」や「ビタミン**

E」など「抗酸化サプリメント」と、体の免疫を高める作用のある「補中益気湯（ほちゅうえっきとう）」などの漢方薬とを同時に服用することが有効であると考えられ、治療の主流となってきています。

また、うつ病の薬が効果を発揮することがあり、抗うつ剤や抗不安などが使われることもあります。ただ、なかなか完治には至らず、症状が改善するのにも数ヵ月から数年かかるとされます。

心身の疲労は高いストレスが続くと蓄積されるので、普通の慢性疲労の対策と同じように、日頃から栄養や睡眠をしっかりとって、できる限りストレスを減らすことが大事だと思います。

うつ病によるブレインフォグ

「憂うつ」「気分が落ち込む」などと表現される心の症状を「抑うつ気分」といい、抑うつ気分が強い状態を「抑うつ状態」といいます。そして、抑うつ状態がある程度以上続き、重い場合を「うつ病」と呼びます。

一般的にうつ病の症状としてあげられるのは、意欲や思考力の低下、興味や喜びの喪失（そうしつ）、抑うつ気分などによって日常生活に支障をきたすこと。まさにブレインフォグの状態といえます。

うつ病は日本人の約15人に１人が一生のうちに一度はかかるといわれており、誰もがなりうる身近な病気ですが、**近年とくに中高年のうつ病が社会的な問題**となっています。

うつ病の原因はさまざまですが、背景には慢性的なストレスがあります。

現代はストレス社会といわれ、誰もが日常的にストレスにさらされています。生活上のストレスとして多いのは心理・社会的要因（仕事、人間関係、家庭問題など）ですが、ここ数年は新型コロナウイルスなどの生物的要因、猛暑などの物理的要因も加わり、さらに中高年者ではリストラや老後への不安などもあって、相当にストレスフルな状況です。

じつは、**精神疾患には発症する順番があり、**「失敗・失恋などによるブレインフォグ」の項目でお話しした**「ストレス反応」からはじまります。**

ふだんはストレスが重なってストレス反応が続いていても、なんとか持ちこたえています。しかし、引っ越しや昇進、配置転換など環境の変化や大切な人をなくすなどがきっかけとなって、ある日突然、心が耐えられなくなると**「適応障害」を発症します。**

すると、不安感や憂うつな気分が強くなって、会社や学校に行けなくなったり、家事が手につかなくなったりするなど、日常生活に大きな支障をきたすようになります。

適応障害はストレス反応の延長線上にあるため、ストレスの原因から離れることができたり、その環境に慣れていくことができれば、症状はしだいに改善していきます。

しかし、その原因を取り除くことが困難で適応障害が慢性化すると、ストレスに対抗するために頑張っていた交感神経が消耗して機能が低下し、副交感神経とのバランスが崩れて**「自律神経失調症」になります。**また、ストレスによる前頭前野やセロトニン神経の機能低下は、ストレスが長引いたり強い場合には回復能力が失われます。

そうして、**ストレスによる脳内変化が生じる**と、以後のストレスに対してさらに脆弱(ぜいじゃく)になり、とくに気分の落ち込みや不安感が重くなってくると「うつ病」になります。

うつ病の人の脳では、セロトニンやノルアドレナリンの量が少なくなって働きが落ちていることがわかっています。どちらも感情や気分に関係する神経伝達物質で、セロトニンが減少すると不安感や落ち込みが強くなり、意欲や思考力も低下、ノルアドレナリンが不足すると覚醒度が下がり、集中力ややる気の低下、無気力など、ブレインフォグの症状があらわれます。

改善策　「うつ」症状にはＧＡＢＡが有効

さて、うつ病まで至っていなくても、「気持ちがもやもやして晴れない」ような抑うつ気分のときは、「やる気が起きない」「集中できない」などブレインフォグの症状があらわれます。

ブレインフォグの原因が、「なんとなくうつっぽい」状態によるのか、それとも「うつ病」によるのかは、抗うつ薬や抗不安薬が効くか効かないかでわかります。

これらの薬は、一度放出されたセロトニンが細胞内へ再びとり込まれることを阻害することで脳内のセロトニン量を増やし、神経伝達をスムーズにして、抗うつ作用・抗不安作用を発揮します。うつ病の場合は、病院で抗うつ薬を処方してもらい服用することで、ブレインフォグの症状の改善を期待できます。

また、**自分でできる対策としては、「癒し系ホルモン」と呼ばれる「ＧＡＢＡ（ギャバ）」が有効**です。うつ病ではないけれど、「うつっぽい感じ」という場合も同じです。

ＧＡＢＡ（ガンマアミノ酪酸）は抗ストレス作用やリラックス効果があるとして、近年注目されている成分。天然のアミノ酸の一種で、体内では抑制系の神経伝達物質として働くため、ノルアドレナリンなど興奮系の神経伝達物質が過剰に分泌されるのを抑えて**脳内の興奮を鎮め、リラックス状態をもたらすことで、平常心を保つ手助けをしてくれます。**

本来、ＧＡＢＡは体内で十分な量がつくられますが、ストレスにさらされていると体内の分泌量が少なくなってきます。

ＧＡＢＡは睡眠中に生成されるので、安定的な分泌をうながすには、よく眠ることが大事です。ですが、うつ病やうつっぽい状態のときは、睡眠障害をともなうことがよくあります。よい睡眠をとるための方法と食事からＧＡＢＡを補うコツについては、第４章で話しますので、参考にしてみてください。

認知症のブレインフォグ

「認知症」とは、さまざまな脳の病気によって、記憶や思考などの認知機能の低下が起こり、６カ月以上にわたって日常生活に支障をきたしている状態です。

厚生労働省が２０２４年５月に公表した推計によると、**２０４０年には65歳以上の３人に１人が、認知症もしくはその前段階の軽度認知障害（ＭＣＩ）になる**とのこと。

軽度認知障害とは、正常と認知症の中間の状態で、もの忘れなどの症状があっても、家事や買いものなど日常生活には支障のないレベル。ＭＣＩをそのまま放置すると認知機能の低下が続き、５～15％程度の人が１年で認知症に進行するといわれます。

認知症にはいくつかタイプがありますが、**もっとも多いのは「アルツハイマー型認知症」で認知症の人の約７割**を占めます。**次に多いのは「脳血管性認知症」で約２割**です。

アルツハイマー型認知症は、活性酸素やストレスなどによって脳内に炎症が起こってアミロイドβ（ベータ）と呼ばれる異常なタンパク質が増加・蓄積することが引き金となって発症すると考えられています。

アミロイドβは健康な人の脳にも入り込む物質で、通常は脳内のゴミとして短期間で分解・排出されますが、アミロイドβ同士がくっついて大きくなると排出されずに脳に蓄積され、「老人斑（はん）」と呼ばれる染みのようなものができます。すると、神経細胞内のタウというタンパク質が集まって「神経原線維（せんい）変化」（神経細胞の軸索（じくさく）のもつれ）が起こり、細胞が死滅して脱落し、脳が徐々に萎縮して情報の伝達ができなくなります。
アルツハイマー型認知症の人の脳では、とくに側頭葉の海馬が早期に障害されるため、もの忘れなどの記憶障害から症状がはじまります。脳の萎縮はしだいに広がり、思考や言語能力も障害され、問題行動を起こすようになり、やがて脳全体が萎縮すると考えられています。

認知症として2番目に多い脳血管性認知症は、脳梗塞や脳出血など脳の血管がつまったり破れたりすることで起こります。記憶障害のほかに脳血管障害の部位によって、意欲低下や無関心などさまざまな精神症状があらわれます。

このように、**認知症によって起こる記憶障害や理解力・判断力の低下といった症状は、ブレインフォグそのもの**といえます。

ちなみに、もの忘れは誰にも起こりますが、正常なもの忘れと認知症のもの忘れの違いを見分けるポイントは、忘れることで日常生活に支障をきたすかどうかです。

もっともわかりやすい例としては、

「昨夜の夕食でなにを食べたか覚えていない」→単なるもの忘れ

「食べたこと自体を忘れる」↓認知症

ほかにも、正常なもの忘れでは、好きな有名人の名前が思い出せないなど、部分的な内容を思い出せないことが多く、日常生活に支障をきたすことはありません。しかし、認知症の場合は、自分の家がわからなくなるなど、日常生活に支障をきたすような内容や出来事そのものを忘れてしまいます。

改善策 生活改善で認知症を防ぐ

認知症によるブレインフォグを改善するには、そもそも認知症にならないようにすることです。２０２３年、アルツハイマー型認知症の治療薬として「レカネマブ」（アメリカの製薬大手バイオジェンと日本のエーザイとの共同開発）が日本でも承認されました。しかし、認知症の進行を遅らせる効果を期待されるもので、完治させるわけではありません。また、脳血管性認知症には使えません。

そこで大切になってくるのが生活改善です。**生活を改善することで、認知症や軽度認知障害の症状や進行を穏やかにすることができる**といわれています。**軽度認知障害の段階で**

適切な予防をおこなうことで、16～41％程度の人が1年で健常の状態、つまり通常の加齢性変化に戻っていくといわれています。

ブレインフォグを防ぐ生活習慣については、第4章で紹介します。ブレインフォグに有効ということは、認知症予防の効果も期待できるということ。生活習慣を見直すことで、ブレインフォグ解消と認知症予防との一石二鳥を狙(ねら)えるかもしれません。

化学物質によるブレインフォグ（ケモブレイン）

近年、**抗がん剤治療の間もしくは治療後（とくに乳がんの標準治療後）に、認知機能障害が生じることが知られるようになり、「ケモブレイン」（「ケモフォグ」とも）と呼ばれています。**

発生頻度は17～70％とされ、記憶力や集中力、作業能力の低下がおもな症状。基本的には時間とともに改善するとされていますが、患者さんによっては5年以上にわたって続くこともあるそうです。

ケモブレインの発生メカニズムはまだ解明されていませんが、がん細胞を死滅させるためにつくられた抗がん剤は、正常細胞に対しても同じように作用するため、脳の神経細胞にも影響を与え、神経新生（神経細胞は分裂・再生しないが、脳幹の視床下部に増殖能力を持つ神経幹細胞〔細胞を生み出す細胞〕が存在していて、局所的に神経細胞が新しくつくりだされている）や神経伝達物質の障害、脳血流の変化、記憶をつかさどる海馬の機能低下などが起こるのではないかと考えられています。

改善策　食事・運動・睡眠――規則正しい生活を心がける

ケモブレインは、空腹や疲労によって悪化することがあるので、症状を緩和させるためにも、バランスのとれた食生活を心がけ、十分な睡眠をとりましょう。

米国国立がん研究所の発表によると、**ウォーキングやジョギングなど有酸素性の身体活動を週150分おこなうことでケモブレインの軽減効果がみられた**とのこと。適度な運動を心がけることも大切です。

第3章

「プラズマローゲン+イチョウ葉エキス」で脳が目覚める

ブレインフォグを治す「プラズマローゲン＋イチョウ葉エキス」

第2章で、ブレインフォグの原因はさまざまあり、原因によって症状の起こるメカニズムが異なるため、対策もまた原因ごとに異なるという話をしました。

とはいっても、なかにはとくに対策をとらなくても自然に治っていくものもあります。たとえば、更年期によるブレインフォグであれば、更年期を過ぎれば症状は緩和されていきますし、失恋や失敗によるブレインフォグも気持ちがふっきれてくれば、症状も改善していくでしょう。

ですが、新型コロナウイルス感染症の後遺症によるブレインフォグはそうはいきません。**コロナ後遺症によるブレインフォグの場合、そのメカニズムとしてもっとも多いミエリン鞘の損傷が、自然に修復されることは難しい**からです。放っておくとブレインフォグの症状はいつまでも続く可能性があります。コロナ後遺症によるブレインフォグを改善・解消するには、積極的なアプローチをしていく必要があります。

ただ、ブレインフォグは病気ではないため、治す薬はありません。病名がつかないと治療薬を開発できないのです。ですが、治療薬はなくても、打つ手はあります。

たとえば、**傷ついたミエリン鞘を修復したり、脳の炎症を抑えたり、ＢＢＢ（血液脳関門）を修復したりする効果を持つサプリメントがあります。**

くわしくは後の項目で話しますが、ミエリン鞘はグリア細胞ですから、その修復に効果があるということは、神経細胞などほかの細胞のメンテナンスにも有効といえます。

ということは、**コロナ後遺症のブレインフォグを改善する方法は、土台となる脳機能を高めることで、ほかの原因によるブレインフォグの改善にもつながります。**

ブレインフォグには治療薬がないからこそ、サプリメントやクリニックの外来を活用するなどセルフメディケーション（自分自身の健康に責任を持ち、軽度な体の不調は自分で手当てすること）が重要です。


おさらいになりますが、新型コロナウイルス感染症の後遺症によってブレインフォグが起こるメカニズムは３つあります。

・ミエリン鞘の損傷

図11　プラズマローゲン＋イチョウ葉エキスの効果！

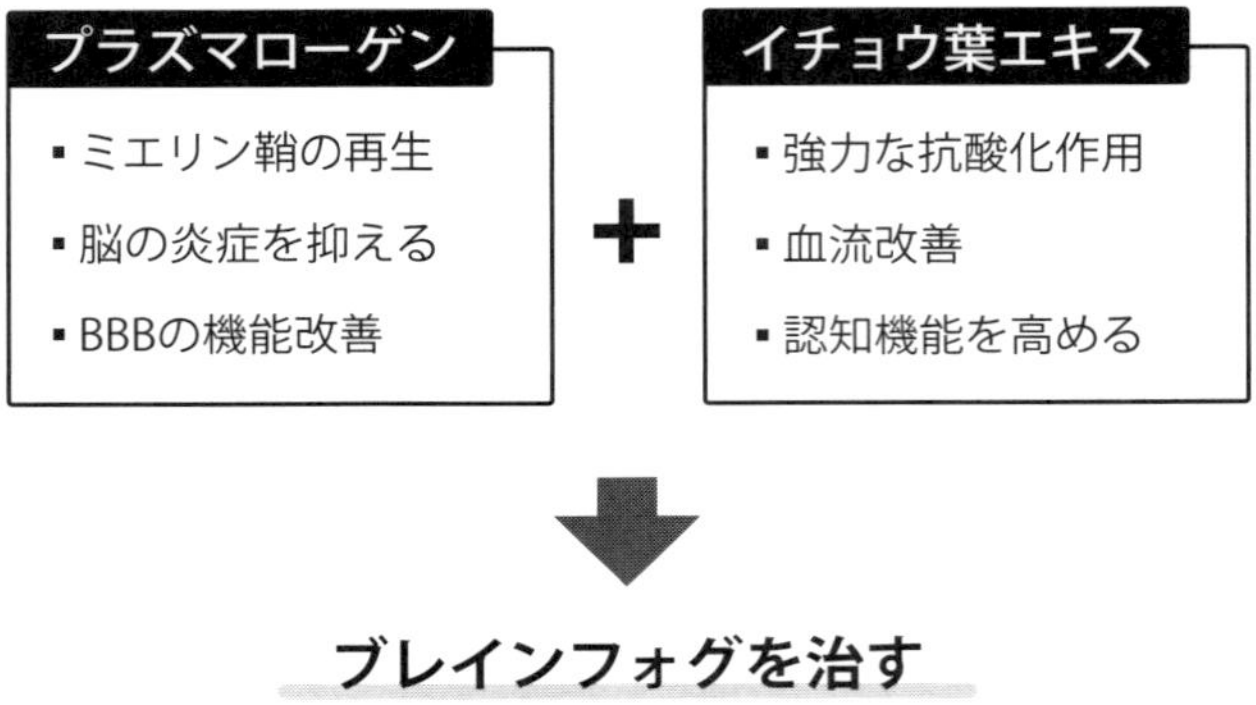

プラズマローゲン
▪ミエリン鞘の再生
▪脳の炎症を抑える
▪BBBの機能改善
イチョウ葉エキス
▪強力な抗酸化作用
▪血流改善
▪認知機能を高める
ブレインフォグを治す

・サイトカインによる脳の炎症
・ＢＢＢの破綻（はたん）

　また、ブレインフォグを治す方法は、ブレインフォグの起こるメカニズムによって異なるという話もしました。

　ということは、本来ならコロナ後遺症のブレインフォグ改善・解消のためのアプローチ法も、「傷ついたミエリン鞘の修復・再生」「サイトカインを抑え、脳の炎症を抑える」「ＢＢＢの修復」の３つあるということになります。

　ですが、実際には、１つおこなうだけで大丈夫です。しかも、とても簡単。

「プラズマローゲン」と「イチョウ葉エキ

ス」をサプリメントで摂取する。これでいいのです（図11）。

２つの成分のうち、ミエリン鞘のダメージを修復したり、脳の炎症を抑えたり、ＢＢＢの破綻を抑制したりする作用を持つのは、プラズマローゲン。イチョウ葉エキスは、血流をうながすことでプラズマローゲンの働きを援護するとともに、活性酸素を除去することで脳機能全体をアップさせます。これらは、すべてのブレインフォグに有効です。

それぞれの持つ効果をわかりやすく説明しましょう。

脳の認知機能に重要な働きをしているプラズマローゲン

「プラズマローゲンってなに？」

耳慣れない言葉なので、このように思われた方も多いと思います。

プラズマローゲンとは、グリセロリン脂質と呼ばれる脂質の一種。細胞膜を形成している主要な成分の１つであり、ミトコンドリアや小胞体など細胞内の小器官の成分でもあります。細胞膜やミトコンドリアをつくれないと私たちは存在できませんから、プラズマローゲンは生きていく上できわめて重要な物質です。

プラズマローゲンは体中の組織にありますが、心臓（循環器系）や白血球（免疫系）に多く、とくに**脳にはたくさん存在しています**。その中でも学習と記憶に関わる海馬（海馬の総リン脂質の約30％がプラズマローゲン）と前頭葉にはプラズマローゲンがとりわけ豊富で、**認知機能において重要な働きをしている**と考えられています。

近年の研究によって、プラズマローゲンの脳内での多彩な働きが次々と明らかになっていますが、今回の新型コロナのパンデミックをきっかけに、プラズマローゲンにはミエリン鞘の損傷をはじめ脳内のさまざまなダメージを修復し、結果的にブレインフォグを改善する効果のあることがわかりました。

プラズマローゲンは体内でもつくられますが、ウイルス感染や活性酸素などによって減少します。その分をサプリメントなどで外から補い、さらに十二分に供給することで、プラズマローゲンの持つ作用を維持・強化できることを示すエビデンスも多く集まっています。

プラズマローゲンの効果1

ミエリン鞘の再生をうながす

新型コロナの後遺症によってブレインフォグが起こるいちばんの原因は、抗体によって脳の神経細胞のミエリン鞘が損傷を受け、情報伝達のスピードが格段に落ちてしまうことです。

ミエリン鞘の正体はグリア細胞（オリゴデンドロサイト）であり（末梢神経ではシュワン細胞）、グリア細胞は脳内にたくさん存在しているので、ミエリン鞘が損傷しても別のグリア細胞が神経細胞に巻きついて再生されます。

しかし、その再生スピードは非常に遅く、自然治癒（ちゆ）には大変な時間がかかります。**新型コロナの抗体によってミエリン鞘が次々とダメージを受けている状態では、自己再生が間に合わずブレインフォグの症状は悪化する一方**です。

ミエリン鞘の主成分の約70％はプラズマローゲンです。そのため、**プラズマローゲンをサプリメントでたっぷり補充してミエリン鞘の修復をうながす方が、早く回復できる**と考えられています。ということは、それだけブレインフォグの症状も早く改善されるということです。

プラズマローゲンの効果2 脳の炎症（ミクログリアの異常活性）を抑える

プラズマローゲンには、抗炎症作用もあると考えられています。根拠となっているのは、アルツハイマー型認知症との関係です。

前項でも少しふれましたが、**アルツハイマー型認知症は、**活性酸素やストレスなどによって脳内に炎症が起こるのがきっかけです。ここをもう少しくわしくいうと、**酸化ストレスなどで免疫担当のミクログリアなどのグリア細胞が異常活性して引き起こされた炎症が引き金となっている**のです。その結果、異常タンパク質のアミロイドβが海馬を中心に蓄積し、周囲の神経細胞を損傷させて死滅させ、脳が萎縮（いしゅく）することで発症するといわれています。

また、さまざまな研究によって、アルツハイマー型認知症の患者さんの脳では、プラズマローゲンが海馬と前頭葉において選択的に減少していることがわかっています。

こうしたことから、プラズマローゲンと脳の炎症には関係があると考えられるようになり、研究が進められました。

たとえば、あらかじめ神経炎症を起こさせたマウスを使った実験では、**マウスにプラズマローゲンを注射すると海馬と大脳皮質において神経炎症が抑制され、アミロイドβの蓄積が大幅に減って学習記憶能力の低下の改善がみられた**という報告や、プラズマローゲンの経口摂取によっても同じ結果が得られたなどの報告が相次いだことで、**プラズマローゲンには抗炎症作用があり、サプリメントで補うことでも炎症を抑えることが可能**だと考えられるようになりました。

さて、コロナ後遺症によるブレインフォグのメカニズムの1つは、ミクログリアが新型コロナウイルスに感染して死滅したり、近くの神経細胞を傷つけたりすることで慢性炎症が起こることです。また、先ほどの**プラズマローゲンによって**神経炎症が抑制されるということは、**ミクログリアの異常活性を抑えられる**ということを意味します。

このように、プラズマローゲンには抗炎症作用があり、コロナ後遺症によるブレインフォグを間接的に改善できるのです。

プラズマローゲンの効果3

ＢＢＢの破綻を抑制し機能を改善する

近年の研究によって、脳内の免疫細胞であるミクログリアがＢＢＢの制御に重要な役割を担っていることが明らかになってきました。

細菌やウイルスなどによる感染症や自己免疫疾患などの慢性的な炎症によって、ＢＢＢの機能が低下してくると、ミクログリアが血管の周囲に集まってきます。そして、炎症の早期にはＢＢＢの機能低下を抑制するように働くものの、炎症の後期になるとＢＢＢを構成するアストロサイトの突起を貪食（どんしょく）するなどＢＢＢの機能を低下させる作用を持っていることがわかりました。

つまり、**ＢＢＢに対してミクログリアは、時間の経過によって保護的な存在から障害を与える存在へと変化するわけで、ＢＢＢ機能の制御に深く関わっている**ことがわかったのです。

そのミクログリアの活性化を抑制することで、ＢＢＢの機能が改善されるという研究報告もあります。

前項でお話ししたように、プラズマローゲンにはミクログリアの活性化を抑える抗炎症作用があると考えられており、コロナ感染によるＢＢＢの破綻を防いだり、低下した機能を改善したりすることを期待できます。

また、ＢＢＢの破綻した部位では、神経細胞のミエリン鞘の修復が盛んであることがわかっています。これは、ＢＢＢが破綻したところから血液が脳内に漏れ出ると、血液に含まれる神経細胞をアポトーシスに誘導する物質が、ミエリン鞘を介して神経細胞に侵入して傷害するため、それを抑えたり、修復したりするためと考えられています。

「プラズマローゲンの効果1」で、プラズマローゲンにはミエリン鞘を修復する作用があると述べました。ですから、**プラズマローゲンの補充によってＢＢＢの破綻による神経細胞の傷害を防ぎ、ブレインフォグを抑制したり、改善したりすることにつながる**可能性もあると思います。

脳機能を活性化させる成分が満載のイチョウ葉エキス

イチョウ葉エキスとは、イチョウの青葉を乾燥させてアルコールで抽出(ちゅうしゅつ)した成分のこと。これまでにさまざまな健康効果のあることが確認されています。**健康作用のある成分としては、ポリフェノールの一種であるフラボノイドが数種類と、テルペノイド類のギンコライドなどが含まれています。**

よく知られている**イチョウ葉エキスの作用は「抗酸化」と「血流改善」**。そして、近年の研究によって、**「神経細胞の機能調節」**の作用があることもわかってきました。

これらの作用の相乗効果によって、イチョウ葉エキスには、脳や血管の機能をアップさせる効果があるといわれています。

イチョウ葉エキスの効果1 強力な抗酸化作用でアミロイドβを減少

イチョウ葉エキスの有効成分の1つである「フラボノイド」は、植物に含まれる苦みや色素成分で、世界中で4000種以上が発見されています。それらは抗酸化作用を持つことが知られており、イチョウ葉エキスにはケルセチン、ケンフェロール、イソラムネチンなど約30種類が含まれています。

もう1つのテルペノイド類は植物に含まれる香り成分で、多様な生理活性を示すことが知られています。その中でも、イチョウ葉のみに含まれる「ギンコライド」は高い抗酸化作用があります。

フラボノイドとギンコライド、この2つの成分の相乗効果によって、イチョウ葉エキスは強力な抗酸化作用を発揮し、タンパク質や脂質、DNAなどが活性酸素によって酸化されて劣化するのを防ぎ、全身の若返りをもたらすといわれています。活性酸素が原因となる**動脈硬化や糖尿病など生活習慣病を防ぐ**効果もあると考えられています。

また、高い抗酸化力によって炎症を抑制するなど「抗炎症作用」や「神経保護作用」などの効果があることも示されています。

さらに、アメリカの研究グループによって、高い抗酸化力を持つイチョウ葉エキスには、アルツハイマー型認知症の原因とされるアミロイドβの蓄積を妨げる働きがあるとの発表がなされ、イチョウ葉エキスには**アミロイドβの量を減少させる効果がある**と考えられるようになりました。現在、世界中でイチョウ葉エキスのアルツハイマー型認知症に対する研究がおこなわれています。

このようにイチョウ葉エキスの持つ高い抗酸化作用は、次に紹介する血流改善効果にも一役買っています。

イチョウ葉エキスの効果2

血液をサラサラにする3つの血流改善作用

イチョウ葉エキスに含まれるフラボノイド類には、とくに血管に作用して血液の循環をよくする効果に優れているものが数種類含まれています。それらの血液循環効果は、ほかのフラボノイド類と比べて約3倍も高いとされます。

ギンコライドも、血液成分が固まることを抑制します。

こうした成分を含むイチョウ葉エキスには3つの血流改善作用があると考えられています。

①血管を拡張する作用

イチョウ葉エキスには、動脈の血管を収縮させる物質（トロンボキサンA２）の働きを抑制する作用があり、動脈が収縮するのを防ぎ、血管を拡張する働きがあります。

②血小板が凝固するのを防ぐ作用

血小板は血液に含まれる細胞の一種で、血管が傷ついたときに止血する役割をします。

イチョウ葉エキスは、この血小板を凝集させたり、血液の水分を血管から外に染み出させたりする作用を持つ物質ＰＡＦ（血小板活性化因子）の働きを阻害します。

血液中の水分が減少すると血液が濃くなり、粘度が高まって血流の悪化へとつながりますが、イチョウ葉エキスはこの物質の活性を抑制することで、血栓（血小板などが固まってできる塊）ができるのを防いだり、血管に起こる炎症を抑えたりする働きがあります。

③活性酸素を抑制する作用

血液がドロドロになる大きな要因の1つは、血液中の悪玉（ＬＤＬ）コレステロールが活性酸素によって酸化することです。酸化した悪玉コレステロールは血液の粘度を高め、流れを悪くします。さらに、血管の壁に酸化した悪玉コレステロールがくっついてサビつかせると、動脈硬化の原因となる可能性もあります。

抗酸化作用を持つイチョウ葉エキスは、血液中の悪玉コレステロールが酸化することを防いで、血液をサラサラにする効果があります。また、血管の材料であるコラーゲンやエラスチンの酸化を抑制して血管をしなやかにし、毛細血管など末梢の血管を広げる作用もあります。

これら3つの作用の相乗効果によって、イチョウ葉エキスは優れた血流改善の効果を発揮し、全身の血行促進をもたらします。**とくに脳の血液循環をよくする効果があるとの報告が多数あり、脳の血管障害によって発生する脳梗塞(こうそく)や、脳血管性認知症などの病気を予防する効果もある**と考えられています。

イチョウ葉エキスの効果3　認知機能を高める

近年の研究によって、イチョウ葉エキスに含まれているフラボノイド類には、神経細胞の機能を調節し、認知機能に影響を及ぼす働きを持っていることが明らかになりました。認知機能の中でも**とくに記憶の精度を高める効果がある**こともわかっています。

そのメカニズムについても研究が進められ、イチョウ葉エキスのフラボノイド類は、海馬の中のタンパク質の活性や遺伝子の調節に関わっていることがわかりました。

これらのことから、イチョウ葉エキスをサプリメントなどで摂取することは、**認知機能を高めることにつながる**と考えられています。

プラズマローゲン+イチョウ葉エキスで元気な毎日を

私たちの体はさまざまな細胞によってできていますが、細胞が働くには酸素と栄養が必要で、それらは血液によって送り届けられます。したがって、私たちが元気に生きていくには、血のめぐりがよいことが重要です。

しかし、そうして豊富に運ばれてくる**酸素は、私たちにとって必要不可欠である一方で、私たちの体を攻撃する活性酸素にもなります。**

その矛盾(むじゅん)を解決してくれるのが、強力な抗酸化力と血流改善作用とをあわせ持つイチョウ葉エキスです。

また、プラズマローゲンは、全身の細胞膜などの材料として不可欠な存在で、ミエリン鞘の主成分の約7割を占めています。

つまり、プラズマローゲンとイチョウ葉エキスは、どちらも脳機能の維持・改善に有効な成分。あわせてとることで、大きな相乗効果を得られます。

コロナ後遺症に限らず**ブレインフォグに悩む方はもちろん、ブレインフォグでなくても「頭をスッキリさせたい」と考える方や、脳機能を高め、生き生きとした日々を送りたい方には、日頃からプラズマローゲンとイチョウ葉エキスとを摂取することをおすすめします。**

90代の認知症の患者さんにおすすめしたところ、それまで数がわからなくなっていたのに、1から100まで数えられるようになられて、私も驚いたことがあります。

なお、もともとイチョウ葉エキスを含有したプラズマローゲンのサプリメントもあります。1粒でW効果を得られるので便利です。

「DHA＋EPA」でもイチョウ葉エキスと同じ効果

私のイチ推しは、プラズマローゲンにイチョウ葉エキスを組み合わせることですが、**「DHA」（ドコサヘキサエン酸）と「EPA」（エイコサペンタエン酸）の併用でも、イチョウ葉エキスと同じぐらいの効果を期待できます。**どちらも青魚に多く含まれる脂肪の成分として有名です。

ＤＨＡは、私たちの体内では、脳内でもとくに記憶や学習に関わる海馬の細胞膜に多く存在しています。

ＤＨＡは神経細胞のシナプスの働きをよくし、アセチルコリンなど神経伝達物質の量を増やして情報伝達の能力を向上させる働きや、神経細胞の発育を活性化させ機能を維持する作用などがあり、**海馬のＤＨＡ量が増えると記憶力や学習能力が向上する**と考えられています。

反対に、認知症の人の脳では神経細胞のＤＨＡが不足していることが知られています。

実際にも、研究によって、ＤＨＡには抗酸化作用があり、脳内の炎症を抑えることでアミロイドβの蓄積を抑制したり毒性を緩和させたりする効果があり、動物を使った実験によってアミロイドβが減少することが確認されています。

さらに、ＤＨＡには血液をサラサラにし、中性脂肪を減らして善玉（ＨＤＬ）コレステロールを増やす作用があり、これらの働きによって高血圧や動脈硬化、脳梗塞などの生活習慣病の予防や改善にも有効だとされています。

ＥＰＡにも、血液中の悪玉コレステロールや中性脂肪を減らす一方、善玉コレステロールを増やして血液をサラサラにし、動脈硬化の進行を遅くさせて血管を若返らせる効果のあることがわかっています。

血液をサラサラにする効果においては、ＤＨＡよりもＥＰＡの方が優れていると考えられています。高血圧を改善する作用もあり、心筋梗塞や脳梗塞などの防止にもつながるとされています。

またＥＰＡもＤＨＡ同様に、抗炎症作用があり、酸化ストレスから起こる炎症を減らしてアミロイドβの蓄積を抑えると考えられています。

こうしたことから、ＤＨＡとＥＰＡは、いずれも血管性認知症を含めた認知症予防効果や、すでにアルツハイマー型認知症を発症している人に対しても効果があるのではないかと期待されています。

ＤＨＡもＥＰＡも体内ではほとんどつくることができず、食事によって摂取しなければならないため「必須脂肪酸（ひっすしぼうさん）」と呼ばれています。どちらもサバやサンマ、マグロ、イワシ、アジなどの青魚に多く含まれています。青魚を食べることで、ＤＨＡとＥＰＡによる能力アップのW効果を期待できます。

ブレインフォグを改善し、さらに脳機能の働きの高い状態を維持するには、週に2〜3回は食卓に青魚をあげるように心がけ、さらにサプリメントで補うといいと思います。

活性酸素を除去して脳を酸化ストレスから守る

じつは、普通に生活していてもブレインフォグが起こることがあります。たとえば、決まった時間に寝て、決まった時間に起きて、3食きちんと食べて、しっかり睡眠をとるという規則正しい生活を送っていれば、おそらくブレインフォグは起こらないでしょう。

けれど、仕事や人間関係におけるストレスや不安が続いたりすると、睡眠不足や食欲不振になり、気づかないうちにブレインフォグを発症していることがあります。ストレス発散のために、遅くまでゲームをして夜更かしをしたり、喫煙やお酒を飲みすぎたりという**不摂生をしてしまうと、脳に炎症が起こり、ブレインフォグが発現するリスクはより高まります。**夜更かしをすると脳の血流が低下して脳の栄養が不足しますし、**アルコールが肝臓で代謝（たいしゃ）されてできるアセトアルデヒドはBBBを破壊します。**

要するに、ブレインフォグの原因は生活習慣の中にもいろいろあるということ。更年期や失恋・失敗によるブレインフォグは自然に治る可能性があると述べましたが、できる限り規則正しい生活を心がけながら過ごしていることが前提になります。

そして、ブレインフォグ対策には、プラズマローゲン＋イチョウ葉エキスで土台となる脳機能を高めることに加えて、**脳機能全体を健全な状態にするアプローチ、すなわち「活性酸素を除去して酸化ストレスから守ること」も必要です。**ここまでの説明の中で「酸化」「活性酸素」などの言葉が出てきましたが、それらを基本からあらためて説明しましょう。

活性酸素は体の味方にも敵にもなる

私たちは呼吸によって体内にとり入れた酸素や、食べものによって摂取した栄養素を利用して、細胞内のミトコンドリアでエネルギーをつくり出し、さまざまな代謝活動をおこなっています。

もともと酸素には、ほかの物質に働きかけたり結びついたりして変性させる力（酸化力）

がありますが、この代謝の過程で消費しきれず体内に残った酸素は、空気中の酸素より不安定でより反応しやすい形に変わります。この**不安定さゆえに強い酸化力を持つ酸素がこれまで何度か出てきた「活性酸素」で、私たちが吸った酸素のうち３％ぐらいが活性酸素になる**といわれています。

酸素呼吸をする人間にとって活性酸素の発生は避けては通れないため、私たちの体は進化の過程でその強い力を利用する術(すべ)を獲得してきました。

たとえば、免疫システムの第一線で働く好中球(こうちゅうきゅう)などの白血球は、活性酸素を産生・放出して細菌やウイルスなどを撃退し、感染症から私たちの体を守っていますし、ＮＫ（ナチュラルキラー）細胞ががん細胞を殺すときにも活性酸素を使っています。つまり、**活性酸素は免疫機能において重要な役割を担っている**のです。

ほかにも、細胞内の情報伝達経路を活性化することが知られていますし、最近の研究によって記憶の形成にも必要不可欠であることが発見されました。体に悪いイメージが先行していますが、**活性酸素は健康を維持することに貢献しています。**

ところが、**体内で発生した活性酸素を有効利用できず余剰ができると、より毒性の強い**

ものへと変わります（活性酸素はいくつか種類があるが、一般にスーパーオキシド→過酸化水素→ヒドロキシラジカルという順に生成され、その順に酸化力が高くなる）。

活性酸素はとくに細胞膜の材料である不飽和脂肪酸と反応しやすいため、毒性の高まった活性酸素は細胞膜を酸化させてダメージを与え、そこから細胞内に入り込んでＤＮＡやタンパク質などを傷つけ細胞を劣化させます。また、動脈硬化や糖尿病など生活習慣病の原因となることもわかっています。こうしたことから、活性酸素は体を老化させる原因の１つといわれます。

そのため、私たちの体には、余った活性酸素が強毒化する前に分解・消去するための「抗酸化防御システム」が備わっています。

体内で合成される抗酸化酵素（スーパーオキシドジスムターゼ、グルタチオンペルオキシターゼ、カタラーゼなど）には、発生した活性酸素のうちスーパーオキシドと過酸化水素とを無毒化する力があります。抗酸化酵素には、ほかにも活性酸素の産生を抑制したり、生じたダメージの修復・再生をうながす作用もあります。

体内で活性酸素がつねに産生されつづけているにもかかわらず、私たちが健康を維持できるのは、抗酸化酵素よる防御システムによってバランスが保たれているからです。

しかし、なんらかの理由で活性酸素が増えすぎ、逆に抗酸化防御システムの力が弱まって、両者のバランスが崩れると、もっとも毒性の強いヒドロキシラジカルが増産されます。**ヒドロキシラジカルを抑える抗酸化酵素はなく、体のあちこちの正常な細胞を攻撃して破壊します。この状態を「酸化ストレス」といいます。**

体に備わっている抗酸化防御システムは加齢とともに低下しますし、紫外線や喫煙、過度の飲酒、激しい運動、睡眠不足、心理的・肉体的ストレスなどは、活性酸素を発生させると同時に抗酸化防御システムを低下させます。

ちなみに、体の中の酸素が紫外線の強いエネルギーを吸収すると、一重項酸素（いちじゅうこうさんそ）という活性酸素が発生します。一重項酸素も酸化力が強くて体内の酵素では無害化できず、とくに皮膚のコラーゲンを攻撃してシワの原因になります。こうした生活環境因子によって活性酸素が過剰に増えることも、酸化ストレスの発生する大きな要因のひとつです。

そして、**活性酸素によって引き起こされた炎症は、酸化ストレスによって憎悪（ぞうあく）して慢性炎症になり、あらゆる生活習慣病を引き起こす**とされています。

さて、脳は全身の中でももっとも酸化ストレスに弱く、容易に障害を受けやすい場所です。まず、脳はその約50％が酸化されやすい脂肪からできています。しかも、軸索（じくさく）や樹状突起（じゅじょうとっき）、シナプスはとくに酸化に弱い不飽和脂肪酸を非常に多く含んでいます。

また、脳の重さは体重の２％程度にすぎませんが、エネルギー消費量は体全体の約18％にも及びます。エネルギー消費量が多いということは、それだけエネルギーがつくられているわけで、それに比例して活性酸素も発生しています。つまり、**脳細胞では多くの活性酸素が絶えず発生している**ということです。

このように、**脳は酸化されやすいうえに、**活性酸素の発生量も非常に多い部位であり、それだけ**酸化ストレスによるダメージを受けやすい**のです。

抗酸化物質ビタミンCとEはセットでとる

酸化ストレスから脳を守るには、余分な活性酸素を除去し酸化ストレスを防ぐこと。そのための防御システムが体には備わっており、その役割を担っているのが抗酸化酵素だと話しました。

じつは、体内の抗酸化防御システムは2段階あり、**抗酸化酵素が担当するのは第1次防御システム**、そして、**第2次防御システムとして働くのが抗酸化作用を持つ物質**です。

具体的には、ビタミンC、ビタミンE、コエンザイムQ10、αリポ酸、グルタチオンの5種類が、第2次防御システムの役割を担っています。これらは「抗酸化ネットワーク」を形成し、共同して働くことで強力な相乗効果を生み、高い抗酸化力を発揮しています。

【体内の抗酸化防御システムは2段階】
・第1次＝体内で合成される抗酸化酵素が担当
・第2次＝抗酸化物質（ビタミンC、ビタミンE、コエンザイムQ10、リポ酸、グルタチオン）が担当⇓「抗酸化ネットワーク」を形成

抗酸化物質がそれぞれ単独ではなく、ネットワークを築いて働く理由は2つあります。

1つは、それぞれ働く場所が異なること。たとえば、体の中には細胞内や血液中のように水系の部分と、細胞膜のように脂質系の部分とがあります。**水系の部分では、水溶性であるビタミンCやグルタチオンが作用し、脂質系の部分では脂溶性のビタミンEやコエン**

ザイムQ10が働きます。

もう1つは、お互いに還元・再生しあうこと。これらの抗酸化物質は、活性酸素を1つ除去する際に一緒に代謝されて効力を失ってしまいますが、ほかの抗酸化物質によって還元され元の抗酸化物質として再生されることで、働きつづけることができます。

なお、5種類の抗酸化物質の中で、リポ酸だけは水系にも脂質系にも存在することが可能で、さまざまな場所で働くことができます。そのため、抗酸化ネットワークの中心的な存在となっています。

こうした第2次防御システムによる抗酸化力は、加齢とともに低下してきます。そこで、体に備わっている防御システムを維持していくために、抗酸化物質を食事やサプリメントによって摂取することが重要になってきます。

5種類の抗酸化物質の中でも、**積極的に補いたいのはビタミンCとビタミンE**です。コエンザイムQ10、リポ酸、グルタチオンは体内で合成することができますが、ビタミンCとビタミンEは体内でつくることができないため、必ず食事などで摂取する必要があります。

ビタミンCはさまざまな野菜に含まれていますが、とくに多いのは赤ピーマンとブロッコリーで、どちらも１００グラムで1日の摂取量を上回るビタミンCをとることができます。また、アセロラやキウイフルーツ、ゆず、レモンなど果物にもたくさん含まれています。

ビタミンEは、アーモンドなどのナッツ類、オリーブオイルなどの油脂類、大豆製品などに豊富に含まれています。

ビタミンCとビタミンEとは相性がよく、組み合わせてとることで相乗効果を得られることがよく知られています。

また、さまざまな研究によって、高齢の方ではビタミンCとビタミンEの摂取量の低下がアルツハイマー型認知症のリスクの増加と関連していることが確認されており、**ビタミンCとビタミンEの摂取によって認知症のリスクを減少できる**のではないかと考えられています。

２つの抗酸化ビタミンをしっかりと補うには、サプリメントを利用するのもひとつの方法です。私も活性酸素によって体がサビる（酸化する）のを防ぐために、ビタミンCとビタミンEのサプリメントを併用しています。

脳の機能低下を防ぐビタミンD

脳を酸化ストレスから守る物質として、もう1つ見逃せないのが「ビタミンD」です。ビタミンDは、体内でカルシウムの働きを助け丈夫な骨をつくることから「骨のビタミン」として知られていますが、近年、注目されているのが脳の機能に対する作用です。

さまざまな研究によって、**ビタミンDは、脳内で抗酸化レベルを調節し、酸化ストレスを中和し緩和する働きがある**ことが明らかとなり、**脳の神経細胞を酸化ストレスから守って認知機能の低下やうつ病などを防ぐ**可能性があることがわかってきました。

これだけではありません。ビタミンDには傷ついた細胞の新陳代謝をうながして修復する作用があり、脳の機能低下を防ぎます。また、免疫細胞を刺激して、アルツハイマー型認知症を引き起こすとされるアミロイドβを除去する働きもあると考えられています。

さらに、ビタミンDには脳のシナプスをつくり維持する働きがあり、不足すると脳内で伝達される情報量が減って認知機能が低下することが指摘されています。

血液中のビタミンDが少ないと認知機能が低下する可能性は19倍に、その中でもアルツ

ハイマー型認知症になる可能性は21％高くなり、逆に、**ビタミンDが多いとアルツハイマー病の可能性は4分の1に低くなる**という報告もあります。

このように、ビタミンDは高い脳機能アップ力を有しています。

ところが、ビタミンDはもっとも不足しやすい栄養素の1つです。理由はその獲得方法にあります。

じつは、**体内のビタミンDの約80％は皮膚に紫外線が当たることでつくられます。**しかし、紫外線は活性酸素を発生させる要因となり、老化やがんをもたらすため、多くの人が日焼け止めを塗るなど紫外線対策をとっており、ビタミンD不足を招く大きな要因の1つになっています。

もう1つの方法は、食べものからの摂取ですが、ビタミンDは含まれている食品と含まれていない食品とがはっきりしています。**サケやイクラ、ウナギ、サンマ、イワシなど脂肪分の多い魚にはたくさん含まれており、**たとえば、サケの切り身一切れで1日の必要量を十分補うことができます。一方、**肉類や豆類、野菜、果物にはほとんど含まれません。**

これまで日本人は1日の摂取量の93％を魚からとっていましたが、近年、日本人の食生活の習慣が変化して、魚類より肉類の消費量の方が増えています。

こうしたことをふまえると、**1日に必要なビタミンDを確実に摂取するにはサプリメントを利用する**のが有効です。さまざまな研究によって、**安全でしかも効果を得られる摂取量は1日2000IU**（50マイクログラム）といわれています。ただしビタミンDは脂溶性ビタミンなので、過剰症には注意するようにしましょう。

第4章

脳の健康を守り
ブレインフォグを防ぐ生活術

サプリを上手に使って生活習慣を変えていく

ブレインフォグの原因は生活習慣の中にもたくさんひそんでいます。つまり、**生活習慣によって、ブレインフォグになりやすい人と、ブレインフォグになりにくい人とがいる**ということです。

それでは、どのような生活をすれば、ブレインフォグになりにくいかというと、「バランスのよい食事・適度な運動・適度な睡眠」という、いわゆる規則正しい生活を心がけること。結局のところ、これに尽きます。

このようにいうと、「なんだ、そんなことか」と思う方は多いと思います。ですが、日々の生活の中で「良かれ」と思って習慣的にやっていることが、じつは脳にとってマイナスになってしまうことがあります。

たとえば、朝や午後のブレイクタイムに、眠気を吹き飛ばすためにコーヒーを飲む習慣のある人もいると思います。コーヒーには覚醒（かくせい）作用があるので決して間違っているわけではありませんが、だからといって飲みすぎると、認知症のリスクが高まります。くわしくは後の項目で話します。

このように、良かれと思って習慣化させ、無意識にくり返しおこなっているうちに度が過ぎてしまい、かえって健康を損(そこ)なっている、ということもあるのです。

だからといって、長年の習慣を急に変えるのは、簡単ではありません。

いま、この話を読んだから、毎日10杯飲んでいたコーヒーを今日から3杯に減らす、晩酌(ばんしゃく)をやめる、苦手な運動をする……、たいていの方は急にはできないと思います。むしろ、無理をして実践(じっせん)しようとすると、それがストレスになって脳内に活性酸素ができ、ブレインフォグの起こりやすい状態になってしまったりします。

では、どうするか。

私は、**抗酸化や血流改善など脳によい作用を期待できるサプリメントをうまく活用しながら、生活習慣を徐々に変えていくというやり方が、いちばんいい**と考えます。

これは、裏を返せば、生活を一気に変えようとするのもダメだけど、サプリメントだけに頼るというのもダメということ。いくら抗酸化作用のあるサプリメントをとっていても、夜更かしや飲酒量が多くては間に合いません。

「サプリメントと生活習慣の改善とを共存させながら、徐々に脳を含めた全身の健康を目指していきましょう」というのが私の見解。無理なく、できることからやっていく。いわば、ソフトランディングです。

ただし、1つだけ。**喫煙の習慣だけは絶対にダメ**です。たばこは百害あって一利なし。たとえば、たばこを吸うかわりにガムを噛むとか、喫煙の習慣を別のものに置き換えることをいますぐにはじめてください。

世の中には、体によいとされる健康法がたくさんあります。たとえば、免疫によい、血管によい、目によい……それらをすべてやろうとするのは、はっきりいって不可能です。

本書では、脳に特化し、脳機能を高めるのに有効な食事とサプリメント、そして運動、睡眠について紹介します。脳がスッキリすれば気分もよく、活動的になってきます。全身の健康につながることを期待できます。

また、医学の世界は日進月歩ですから、数年前までよいとされていたことが、じつはまったく根拠がなかったということもよくあります。これまで脳によいとされてきたことが本当に正しいのか、その検証も兼ねながら、いまの段階でわかっている「**脳の健康を守りブレインフォグを防ぐ生活術**」を解説します。

これを機にライフスタイルを見直し、サプリメントを賢く利用しつつ、できそうなところから生活習慣の改善に取り組み、ブレインフォグを防いでいきましょう。

食事・サプリ編

よくいわれることですが、食事の目安は「1日3食、時間を決めて、バランスよく食べる」こと。それを心がけたうえで、さらに脳によい食べものや栄養素を摂取することで、ブレインフォグを寄せつけず、毎日をスッキリ元気に過ごせるようになってきます。

イチオシのブレインフードは鶏むね肉

ブレインフードとは、簡単にいうと「脳によい食べもの」。つまり脳に欠かせない栄養成分が豊富に含まれていて、**脳の働きを活性化させる効果が期待される食べもの**のことです。

ブレインフードをとることで、脳の血流改善や抗酸化、神経伝達物質の増加など脳機能に影響を与え、記憶力の低下を防いだり、脳の情報伝達を早めたりすることがわかってきています。

集中力や記憶力を高める効果があるとされる食べものはいろいろありますが、**いちばんにおすすめしたいのは、プラズマローゲンを含む食品**です。プラズマローゲンはグリセロリン脂質の一種で、認知機能において重要な働きをしている、と前章で述べました。

プラズマローゲンはいろいろな食材に少しずつ含まれていますが、**際立って多く含有されているのが鶏むね肉とホタテ**です。どちらからとっても同じです。

鶏むね肉には、抗酸化作用や疲労回復、自律神経を整える効果があるといわれる「イミダゾールジペプチド」や、セロトニンの材料となる「トリプトファン」なども豊富に含まれています。さらに、高タンパク低脂肪で、体の代謝を助ける「ビタミンＢ６」も含まれ、質のよい筋肉をつくるのに有効とアスリートにも人気の高い食材です。

近年では、鶏むね肉のレトルト食品がたくさん開発され、コンビニエンスストアやスーパーなどでも販売されているので、手軽に摂取することができます。

ただ、**いくら脳にいいからといって、1日3食鶏むね肉というのはよくありません。**たとえば、豚肉には鶏むね肉には少ないビタミンB2が豊富に含まれています。やはりバランスよく食べることが大事です。

理想としては、たとえば、お昼は鶏むね肉にして、朝は卵とベーコン、夜は牛肉にするなど、バランスを考えながら、**1日1回は鶏むね肉やホタテを食べるようにする**ことです。

緑黄色野菜には脳に効く成分がいっぱい

一般的に野菜にはビタミンやミネラル、食物繊維など健康に欠かせない栄養素が多く含まれていますが、なかでも**脳に有効な成分に富んでいるのが緑黄色野菜**です。

緑黄色野菜に含まれる赤や黄、緑などの色素成分には、いずれも高い抗酸化作用があります。

ほうれん草や小松菜、モロヘイヤなどに多く含まれる「ルテイン」は、BBB（血管脳関門）を通過することができ、脳内でもとくに学習と記憶にとって重要な組織に存在しています。このことから、ルテインは神経伝達と関係があると考えられており、実際にさまざまな研究によって認知機能を高める効果があることが認められています。

トマトに含まれる「リコピン」にも、ビタミンEの約100倍といわれるほどの強力な抗酸化作用があります。**ニンジンの「βカロテン」や「αカロテン」**にも強い抗酸化力があり、悪玉コレステロールの酸化を抑え、動脈硬化の進行を防ぐことが認められています。

さらに、**赤ピーマンやブロッコリーには抗酸化力の高い「ビタミンC」も豊富**で、いずれも100グラムで1日の摂取量を上回るビタミンCをとることができます。

緑黄色野菜が脳に効くのは抗酸化力だけではありません。

トマトやブロッコリーには、うまみ成分の「グルタミン酸」が豊富に含まれています。グルタミン酸は脳内では興奮系の神経伝達物質として働きます。グルタミン酸による情報のやりとりが盛んにおこなわれると、シナプス間のつながりが強固になり、記憶力や学習能力を高めると考えられています。つまり、**グルタミン酸は記憶や学習などにおいて必須の存在**だということです。

また、**グルタミン酸は脳内でGABAの主原料にもなります。**

第2章の「うつ病によるブレインフォグ」の項目（96ページ）でも話しましたが、ＧＡＢＡは体内で抑制系の神経伝達物質として働くため、脳内の興奮を鎮める抗ストレス作用やリラックス効果があります。また、ＧＡＢＡには全身をリラックスさせ、血圧を低下させる作用のあることも認められています。

このことから、高血圧から引き起こされる**脳卒中などの予防や、認知症に対する効果も**期待されています。強いストレスがかかって脳が興奮状態になると入眠しにくくなりますが、ＧＡＢＡは興奮状態を抑えて寝つきをよくしてくれることもわかっています。

ＧＡＢＡ自体を含む食品もありますが、ＧＡＢＡ自体はＢＢＢを通過できません。脳内のＧＡＢＡはグルタミン酸を主原料として合成されるため、**脳内のＧＡＢＡを増やすには、主原料であるグルタミン酸をとることが重要。**なおかつ、グルタミン酸からＧＡＢＡがつくられるには、**補酵素として働くビタミンＢ６が不可欠。**その点、トマトとブロッコリーにはビタミンＢ６も含まれているので、どちらもＧＡＢＡを増やす食材といえそうです。

また、**ほうれん草やブロッコリー、かぼちゃに多く含まれる脂溶性の「ビタミンＫ」**も、血液をサラサラにし、さらに記憶力の維持にも有効な成分といわれています。

このように緑黄色野菜には、脳に働きかけるさまざまな栄養素が含まれています。食卓の彩りもよくなりますし、緑黄色野菜をできるだけメニューに組み込むようにしましょう。

脳によい脂質はDHA、EPA、食用油はエゴマ油、亜麻仁油

テレビなどで「体によい脂質をとりましょう」と、オリーブオイルやエゴマ油が紹介されたり、DHAやEPAがすすめられたりします。これらを大ざっぱに「あぶら」として捉えている方が多いと思いますが、ここで整理しておきましょう（図12）。

脂肪酸とは、脂質の主成分で、たいてい脂質を構成するグリセリンに結合して存在しています。その脂肪酸が3つ集まってグリセリンと結合して構成されているのが「油（油脂）」です。

脂肪酸と油の違いをわかりやすくいうと、**体内で細胞膜などを「つくる」成分となるのが脂肪酸、外からとることで免疫を強くしたり血液をサラサラにしたりする「作用を持つ」のが油**です。

なお、「脂質」とは、一般的には油脂や脂肪酸、グリセリン、コレステロールなどを合

図12　「あぶら」の基礎知識

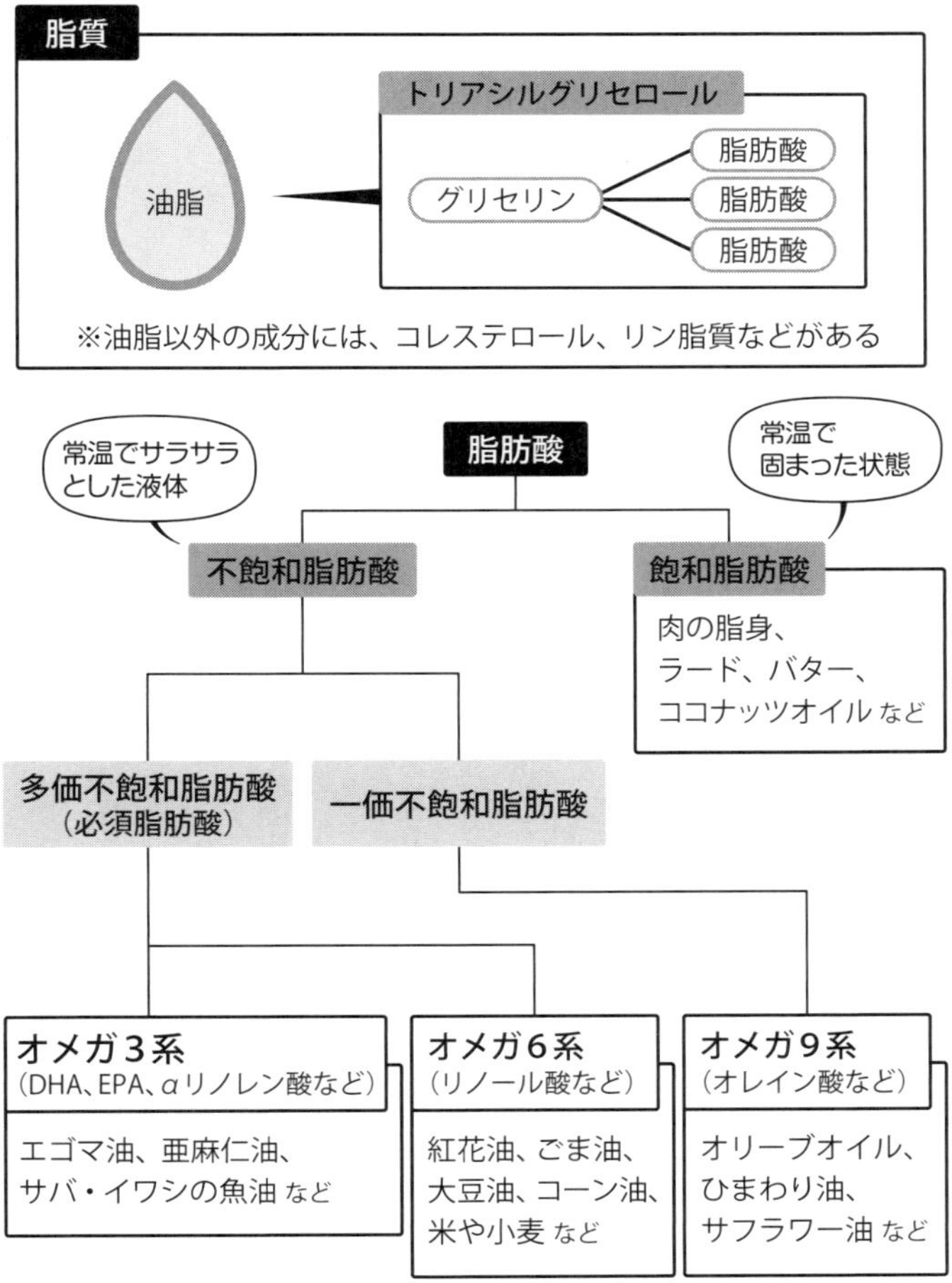

わせた総称のことです。

さて、脂肪酸は、大きく**「飽和脂肪酸」**（バター、ラード、ココナッツオイルなど）**と「不飽和脂肪酸」の2つに分かれます。**このうち、飽和脂肪酸は、肉の脂身やラード、バター、ココナッツオイルなどに含まれ、常温では固まった状態なのが特徴です。

不飽和脂肪酸は、サラサラとした液体状で、「一価不飽和脂肪酸」と「多価不飽和脂肪酸」とに分けられます。

一価不飽和脂肪酸は**「オメガ9系」ともいわれ、代表的な脂肪酸にオレイン酸**（オリーブオイルに多く含まれ、血中のコレステロールを適正に保つ作用を持つ）があります。

多価不飽和脂肪酸は、「オメガ3系」と「オメガ6系」とに分かれます。

オメガ3系脂肪酸には、DHA、EPA、αリノレン酸（エゴマ油や亜麻仁油などの植物油に含まれ、脳の機能を高く保つ作用がある）などがあります。

オメガ6系脂肪酸の代表格は、リノール酸（成長や生殖機能、皮膚の健康に関わる）で、米や小麦など主食となる穀物や、紅花油、ごま油、大豆油、コーン油などに含まれます。

オメガ3系とオメガ6系は、どちらも体内で生成することのできない「必須脂肪酸」で、食べものから補う必要があります。このうちオメガ6系は比較的食事から摂取しやすいのですが、オメガ3系脂肪酸は含まれる食材が限られるので、意識して摂取する必要があります。

オメガ3系のDHAとEPAは、イチョウ葉エキスに匹敵するほどの抗酸化力と血流改善作用とをあわせ持っています。**脳によい脂質として、とくに摂取を心がけたい脂肪酸**です。

また、**食用油を選ぶのであればエゴマ油や亜麻仁油がおすすめ。**どちらも、含まれるαリノレン酸が体内でＤＨＡ、ＥＰＡへと代謝されるので、それだけ脳にいいといえます。ただ、熱に弱く酸化しやすいので、サラダなどにかけてとるとよいでしょう。

ちなみに、オリーブオイルに含まれるオレイン酸は体内で合成されるので必須ではありませんが、オリーブオイルは酸化しにくいので加熱料理に強いというメリットがあります。また、抗酸化作用のある米油とごま油とはいずれもオメガ６系脂肪酸とオメガ９系脂肪酸とを同じくらい含有しているので、やはり加熱調理に強い油です。

豆腐、納豆、味噌などは脳の情報伝達をスムーズにする

大豆に多く含まれる「レシチン」は、脳内で神経伝達物質のアセチルコリンに変換され記憶力を高めます。

また、ノルアドレナリンやドーパミンなどの興奮系の神経伝達物質の分泌(ぶんぴつ)を高める「チロシン」も含まれており、脳内の情報伝達がスムーズにおこなえるようになり、頭がスッキリして集中力を高める効果も期待できます。

大豆製品の中でも、とくに**味噌や納豆には、認知機能と記憶力に関わるグルタミン酸も豊富**です。

豆腐や厚揚げ、がんもどき、湯葉(ゆば)など大豆製品を毎日の食事にとり入れましょう。たとえば、朝食のメニューを油揚げの入ったお味噌汁、納豆、冷奴などにすると、朝から頭がスッキリして仕事や勉強にとりかかれそうです。

予防医学としてサプリメントを活用

体に必要な栄養素は、食事から摂取するのが最善です。しかし、現代の食生活では、加工食品が多かったり、外食が多かったりすることで、不足しがち。また、イチョウ葉エキスのように、食材としては摂取できない栄養素もあります。

まして、ブレインフォグや生活習慣病など病気を予防するためには相当な栄養素が必要になりますから、食事だけで補うのは現実的に難しいといえます。

そこで役立つのがサプリメントです。食事だけではとりにくい栄養素を確実に摂取するには、サプリメントを利用するのが有効です。

とくに、**40歳を超えている方には、サプリメントを活用することをおすすめします。**

年齢にともなう機能低下、つまり**老化は、**一般に生殖が可能な年齢に達した後（20～30歳頃）にはじまり、**40歳を過ぎるとそのスピードが早くなります。**

かつては、初老は男性の厄年（やくどし）である42歳（満40歳）を指していました。いまより平均寿命が短かった時代のことで、現代人にはピンとこないかもしれませんが、体内年齢的にはいまでも通用する話です。ということは、40代よりももっと早く、30代ぐらいからサプリメントを飲みはじめるのが理想です。

私自身は、20代の頃から**サプリメントを予防医学（病気にかからないように予防すること）として活用**しています。多忙で食事をとれないこともあり、栄養を不足させないよう、毎日20種類ぐらいのサプリメントを服用しています。

私自身のエピジェネティッククロック（遺伝子発現の異常を示すＤＮＡメチル化のレベルを調べることで、個人の生物学的年齢を推定する計算アルゴリズム）を測定してみたところ、**実年齢よりも体内年齢の方が15歳以上若い**という結果が出ました。サプリメントで十分以上に栄養を補えていると実感しています。

押さえておきたい脳に効くサプリメント

「サプリメントも種類がありすぎて、何を飲んでいいのかわからない」

このように思う方も多いと思いますのでまとめておきましょう（**図13**）。

ここまでのおさらいになりますが、脳のためにとりたいのは、なにをおいてもまず**プラ**

図13　脳機能アップにおすすめのサプリ

- プラズマローゲン
- イチョウ葉エキス
- DHA、EPA
- 抗酸化サプリ
（ビタミンC、ビタミンE、コエンザイムQ10、アスタキサンチンなど）
- ビタミンD
- 亜鉛
- 水素
- NMN（ニコチンアミド・モノ・ヌクレオチド）

ズマローゲンとイチョウ葉エキスです。

この２つに、イチョウ葉エキスと同様の効果を期待できる**DHAとEPA**を併用すると、より効果がアップします。

また、脳にとっては抗酸化作用も重要なポイント。抗酸化ビタミンといわれるCやEをはじめ、コエンザイムQ10やアスタキサンチンなど、抗酸化作用を謳（うた）うサプリメントは多数あります。

体にもともと備わっている抗酸化防御システムを高めるには、ビタミンCとビタミンEとが不可欠と先に述べました。まずはこれら２つを飲んでみて、効果を感じられないようなら、さらにほかの抗酸化物質を加えるか、まったく別のものに変えてみてください。

抗酸化物質はいずれも体内で共同して働くので、複数を併用するのもいいと思います。

脳機能に対して複数の作用を持つビタミンＤも不足しやすい成分なので、サプリメントで補うのが効果的です。


私自身は、これらに加えて、「亜鉛（あえん）」「水素」「ＮＭＮ」のサプリメントをとっています。

亜鉛は、神経細胞が働くのに欠かせない栄養素。記憶に深い関係のある海馬（かいば）に多く存在し、**記憶の形成や感覚伝達など脳機能を調整する役割**を担っています。

また、亜鉛は、体の中にたまった有害物質を排除するデトックス作用があります。

私たちの体には、食事と一緒に水銀や銅、カドミウムなどの有害な金属が体内に入ってくると、メタロチオネインというタンパク質が金属と結合して、排泄（はいせつ）させるデトックス機能が備わっています。

メタロチオネインは毒性金属の量に応じて肝臓でつくられますが、亜鉛はその合成に不可欠な存在。亜鉛がなければメタロチオネインが生成されず、デトックス機能が破綻（はたん）して、体内に毒素が蓄積されることになります。

最近の研究によって、メタロチオネインには活性酸素の除去作用もあることがわかってきました。ということは、**亜鉛には活性酸素と有害物質とを排除する2つのデトックス作用がある**といえます。

なお、ビタミンCにはメタロチオネインの働きを助ける作用があり、併用すると効果的との研究報告もあります。

水素は、**活性酸素の中でももっとも有毒なヒドロキシラジカルを選択的に消去する抗酸化作用**があります。超悪玉の活性酸素を除去することで、**健康維持や病気予防、老化予防などの効果がある**とされ、医療の現場でもさまざまな病気治療への利用がはじまっています。

いっとき、水素分子の濃度を高めた水素水が話題になりました。しかし、水素は水にごく微量しか溶けないうえ、炭酸以上に早く抜けます。水素水の公的な定義はないため、1リットル飲んでも水素の量がまったく足りていないものもあったことで、「効果を感じられない」という声も多かったようです。

また、水素水を飲んでも10分ほどで水素分子は呼気として体外へ排出され、脳でその増加を確認することはできなかったとする研究報告もあります。

水素サプリメントの原料は、水と反応すると水素ガスを発生するシリコンやサンゴカルシウムなどです。**飲んで腸に到達すると水素の発生がはじまり、それが時間をかけて（約24時間）体に浸透していきます。**１粒で効果のある高濃度のものもあり、大量に水素水を飲む必要もありません。

ＮＭＮ（ニコチンアミド・モノ・ヌクレオチド）は、ビタミンＢ３（ナイアシン）に含まれる成分の１つで、**体内に入ると補酵素「ＮＡＤ」（ニコチンアミド・アデニン・ジヌクレオチド）に変換されます。**

ＮＡＤは、全身のエネルギーに関わる酵素の働きを助け、**老化や寿命を制御するとされるサーチュイン遺伝子を活性化し、身体機能や認知機能の維持・向上に不可欠**な存在です。

ところが、体内でのＮＡＤの産生量は年とともに減少していきますが、その一方で、消費量は増えていきます。最近の研究によって、ＮＡＤが加齢とともに減少することで、臓器や組織の機能低下を引き起こしていることがわかってきています。

加齢とともに減少するＮＡＤを増やす方法として、もっとも有効なのがＮＭＮを摂取す

ることです。老齢マウスにＮＭＮを与えると、老化にともなって起きるさまざまな機能低下が抑えられることが研究によってわかっており、人に対してもよい効果があると考えられています。

また、これもまだ動物実験のレベルですが、細胞内のＮＡＤを増やすことで、脳での神経再生を促進する作用をもたらすことが認められたそうです。人間の脳の神経細胞は再生しないとされていますし、動物の脳内でおこっていることが、人間の脳でおこるとは限りません。ですが、脳神経に対して、なんらかの好影響をもたらす可能性は期待できそうです。

以前から、**中国ではＮＭＮのサプリメントが若返りに非常に有効であるとして大流行し**ていますが、最近、日本でも人気が高まってきているようです。

運動編

運動すると「脳の栄養素」ＢＤＮＦが分泌

さまざまな研究によって、運動することで記憶力や学習能力がアップし、認知症の予防につながることが明らかになっています。

運動をすると「ＢＤＮＦ」（脳由来神経栄養因子）という物質が脳の中で盛んに分泌されます。ＢＤＮＦは「脳の栄養分」といわれ、神経細胞の新生をうながすとともに、シナプスの数を増やしシナプス間の結合も増強させて、神経ネットワークの形成や発達を促進します。

血中のＢＤＮＦ量と認知機能との関係を調べた研究でも、**ＢＤＮＦ濃度が高いと記憶力や学習能力などの評価スコアが高い**など、認知症予防に必要不可欠な存在とされます。Ｂ

ＤＮＦの量は65歳以上になると加齢とともに低下しますが、運動によってＢＤＮＦの分泌量低下を防ぐことができることもわかっています。

また、**運動には、ノルアドレナリンやドーパミン、セロトニンといった思考に関わる神経伝達物質の分泌をうながす効果がある**ことが判明しています。

さらに、記憶をつかさどる海馬は加齢とともに萎縮(いしゅく)しますが、運動によって食い止められることが、いくつかの研究によって明らかになっています。

このように、運動は脳を鍛える最良の手段の１つです。

1日8000歩で脳がどんどん活性化する

では、どの程度の運動をすればいいのでしょうか。

まず、急激な運動や過度の運動は、細胞内で活性酸素を過剰に発生させ遺伝子にダメージを与えるため、逆効果になってしまうことがわかっています。

目安となるのは、厚生労働省のガイドラインで、**1日8000歩相当の運動が推奨**されています（２０２３年6月時点）。

「あれ、1日1万歩じゃないの？」

そう疑問に思われた方もいるでしょう。なにしろ、少し前まで「1日1万歩を目安に歩きましょう」と盛んにいわれていたのですから。

じつは**「1日1万歩」には、科学的根拠はまったくなかった**のです。1960年代に日本で開発された歩数計の商品名が「万歩計」だったため、「1万」という数字がひとり歩きしてしまったといわれています。

一方、「1日8000歩」は、群馬県中之条町の65歳以上の約5000人の住民を対象に、運動など生活習慣と健康状態を10年間にわたって追跡調査した結果、導き出されたもの。

その後の研究によって、**毎日8000歩を目安に歩くことで、健康寿命（心身ともに健康で、日常的に介護を受けずに自立した生活が送れる期間）を延ばすことや健康維持につながる**ことがわかっています。

また、最近の研究によって、習慣化された運動やトレーニングは、私たちの体に備わっている抗酸化防御システムを高める効果があり、脳内にアミロイドβが蓄積されるのを防ぎ、認知能力を強化することも明らかになっています。

アメリカの研究によると、**日本人の1日の平均歩数は6010歩**とのこと。ということは、**あと2000歩多く歩けばいい**わけです。これなら運動が苦手という方でも、さほど苦痛に感じず実践できるのではないでしょうか。

１０００歩でおよそ10分かかるとされているので、ふだん歩いている時間をあと5分、10分と少しずつ伸ばしていき、20分伸ばすことを目指してみてください。歩数が増えるほどに、頭がスッキリ、晴れ渡っていくのを感じられるかもしれません。

睡眠編

理想の睡眠時間は7時間

睡眠時間も一昔前までは「8時間睡眠が理想」といわれていました。

ところが、アメリカでおこなわれた大規模調査の結果、**睡眠時間が7時間の人がもっとも死亡率が低く長生き**だということがわかりました。これは、110万人超の男女を対象に睡眠時間と死亡リスクの関係を調べた研究で、睡眠時間が6時間の人、7時間の人、8時間の人たちを、それぞれ約6年間追跡調査をして得られた結果です。

短い睡眠が健康にとってリスクというのは、これまでさんざんいわれてきたことなので容易に理解できると思います。

たとえば、不眠や睡眠不足は、認知症発症のリスク因子であるメタボリックシンドロームや心血管系疾患の発症に重大な影響を与えることがわかっています。

また、近年の研究によって、睡眠時に脳内のアミロイドβの排泄が高まっていることがわかったことで、**睡眠が障害されるとアミロイドβが増加しアルツハイマー型認知症の発症を促進する**可能性のあることが示唆(しさ)されています。実際にも、アルツハイマー型認知症の患者さんの場合、重症例ほど睡眠障害が多く認められています。

認知症でなくても、**睡眠不足の状態になるとブレインフォグの症状が起こるのは、脳の中でもとくに前頭前野(ぜんとうぜんや)の血流が低下するため**です。

理性をつかさどる前頭前野は人間にとって重要な部位ですが、生死には直接関係がありません。そのため、寝不足などで体が疲労すると、まずその部位への血流を減らして代謝機能などをつかさどる部位へと回し、体を守ろうとするのです。

また、**脳のメンテナンスは、寝ている間におこなわれています。**睡眠時間が短いと十分に脳疲労がとれないため、機能が低下して思考力や注意力も落ちてしまうのです。

しかし、その一方で、「睡眠過多のブレインフォグ」（80ページ）でもお話ししたように、

寝すぎは体に負担をかけ、帯状回をはじめ脳に悪影響を及ぼすことが、近年の研究によってわかってきています。

ロンドン大学の研究調査では、**寝すぎによって大脳が実年齢より7歳以上老化する**との結果が出ています。

かつて理想と考えられていた8時間睡眠で死亡リスクが上昇するということは、体にとっては長すぎるということ。8時間睡眠神話に、科学的根拠はなかったのです。

睡眠時間は短すぎるとよくありませんが、長すぎてもよくありません。**「寝ればいい」というものではない**のです。

サーカディアンリズムがつくる睡眠

ここで、睡眠と脳のメカニズムについて少し説明しておきましょう。

私たちの体は、地球の自転による24時間周期の昼夜の変化に応じて、朝がくると自然に目が覚め、同じくらいの時間にお腹がすいて食事をし、夜になると疲れて眠くなる、というほぼ1日周期のサイクルで活動をしています。

睡眠や食事だけでなく、たとえば、血圧がいちばん高くなるのは午後4時頃というように、**血圧や体温、代謝、ホルモン分泌など体の基本的な機能は約24時間のリズムを示すことがわかっています。**この生体リズムのことを**「サーカディアンリズム」（概日リズム）**といいます。

そして、サーカディアンリズムをつくっているのが、私たちの体に備わっている「体内時計」（生物時計）です。体内時計の正体は全身の細胞の核に入っている「時計遺伝子」であり、それぞれの時計細胞の時刻を合わせているのが、脳にある「中枢時計」です。

ところが、体内時計はなぜか1日より長い25時間周期に設定されています。そのままにしておくと、どんどんズレてしまうため、朝の太陽の光を合図に中枢時計がリセットされ、それに応じて全身の時計細胞もリセットされることでサーカディアンリズムを維持しています。

朝の太陽の光によって中枢時計がリセットされると、「睡眠ホルモン」と呼ばれる「メラトニン」の分泌が止まります。メラトニンは全身の体内時計に「夜がきた」という情報を伝えることで覚醒と睡眠を切り換え、自然な眠りをいざなう作用があります。

メラトニンの分泌は、朝止まってから15時間ぐらい経過すると、中枢時計からの指令に

よって再開されます。そこから徐々に分泌が高まり、その作用で深部体温（体の内部の温度）が低下して休息に適した状態に導かれ、眠気を感じるようになります。

これが、夜になると眠くなるメカニズムです。

脳は眠っている間に元気になる

さて、睡眠には、**深い眠りの「ノンレム睡眠」と浅い眠りの「レム睡眠」**とがあり、**この2つがワンセットとなり、**個人差はありますがだいたい**90分サイクルでくり返されています。**

眠りにつくと、まず訪れるのが深い眠りのノンレム睡眠で、1時間ほど続きます。その後、レム睡眠が30分ほど続き、再びノンレム睡眠が1時間ほど続きます。睡眠時間が長くなるほどレム睡眠の時間が増え、やがて目覚めます。

ノンレム睡眠の間は、心拍数や血圧が下がって代謝が落ち、**全身がリラックス状態に**なります。そうして体の活動が休止している間に、脳から成長ホルモンが大量に放出されます。成長ホルモンは、細胞の新陳代謝をうながしたり、免疫細胞を増強したりする作用があります。

もう一方の**レム睡眠中には、**昼間の情報を整理して必要なことを記憶したり、ストレスを緩和（かんわ）したりと、**脳のメンテナンスをおこなっている**と考えられています。

レム睡眠は睡眠の後半に増えてくるため、脳をリフレッシュするには、ある程度の睡眠時間が必要になります。睡眠の研究によって、ふだん6～7時間眠っている人が5時間しか眠らないと、作業能力が15％落ちることがわかっています。

また、睡眠の後半になると、ストレスホルモンのコルチゾールが分泌されはじめます。コルチゾールには糖や脂肪を分解してエネルギーとして代謝する働きもあります。つまり、**睡眠の前半には成長ホルモン、後半にはコルチゾールと、睡眠中はずっと代謝をアップして太りにくくするホルモンが出ています。**そのため、睡眠不足が続くと、代謝が落ちて生活習慣病になりやすくなるのです。

なお、睡眠のサイクルは約90分でくり返されるため、睡眠時間は90分の倍数の7時間半がベストという説もあります。ですが、睡眠サイクルも共通して90分なのではなく、個人差や年齢差があることが判明しています。ですから、90分単位で考えることにあまり意味はないといえます。

加齢とともに生体リズムが前倒しになる

さて、各国の平均的な睡眠時間を調べた研究では、日本の平均は7時間22分と世界的にみると短く、そのため「日本人は総じて睡眠不足だ」とよくいわれます。ですが、理想の睡眠時間が7時間であることを考えると、むしろちょっと長いくらいです。ただし、厚生労働省の発表によると、**働く世代にあたる45歳の人たちの場合は、平均睡眠時間が約6時間30分と理想より短くなっています。**

また、睡眠時間は加齢によって短くなるのが一般的です。

睡眠時間を調べたさまざまな研究論文をまとめたデータによると、夜間の睡眠時間は25歳で約7時間、65歳で約6時間であることが報告されています。**成人の睡眠は20年経過するごとに30分ずつ短くなっていく**ようです。

このように、高齢になると若い頃に比べて睡眠時間が短くなり、また早寝早起きになります。実際、高齢の方には夜10時に寝て、朝4時に起きるという方も珍しくありません。

これは、体内時計の加齢変化によるもので、睡眠だけでなく**血圧・体温・ホルモン分泌など睡眠を支える多くの生体リズムが前倒しになる**ことがわかっています。さらに、睡眠脳波を調べた研究によって、加齢とともに深いノンレム睡眠が減って浅いレム睡眠が増え、眠りが浅くなることも明らかになっています。

足りない睡眠時間は質を上げてカバーする

働き盛りや高齢の人たちの「ちょっと足りない睡眠時間」。これをどうするかですが、「もっと寝なくては」と**睡眠時間を増やすことにこだわりすぎるのはよくありません**。それがストレスになって、かえって眠りが浅くなったり不眠におちいったりすることが多いといわれます。

また、平日の睡眠不足をとり戻そうと、**休日に寝だめをするというのもいけません**。とくに学生など若い世代の方に多くみられますが、朝寝坊してお昼頃まで寝てしまうと体内時計がずれてしまいます。すると、その日の夜の寝つきが悪くなって、月曜の朝起きるのがつらくなり、週明けからだるいという負のスパイラルにおちいりやすいのです。

そもそも睡眠時間は、体質など個人差があり、理想の睡眠時間がその人のベストとは限りません。世の中には3時間程度の睡眠でも平気な「ショートスリーパー」の人たちもいます。

重要なのは、いまの睡眠時間で、自分はしっかりと眠れているかどうか。

目安は、朝の目覚めがよく、日中に眠気を感じることがなく、活動意欲が高い状態か、それとも、朝なかなか起きられず、日中に眠気を感じ、活動意欲もなかなか湧（わ）いてこない状態か。

7時間に満たなくても、満足のいく睡眠を得られているのなら問題ありません。

ですが、**「朝起きたときからだるい」「寝た気がしない」「夜になると疲れて起きていられなくなる」というのは、うまく睡眠がとれていない可能性**があります。たとえば、寝つきが悪い、眠りが浅い、寝ている途中で目が覚める中途覚醒が多いなど、睡眠になにかしら障害があるのかもしれません。

あるいは、昼間の疲労度と睡眠とのバランスがとれていないことも考えられます。

寝ている間に蓄えたエネルギーは、昼間活動することでどんどん消費されます。また、活動すると乳酸などの疲労物質が発生し、蓄積されていきます。そうして、疲労がピークに達すると体を覚醒状態に保つエネルギーがなくなって、眠くなります。

睡眠が足りていないと疲労のピークが早く訪れ、夜もまだ浅いうちから眠くなってきます。**カクッと「寝落ち」してしまうようなときは、エネルギーが枯渇（こかつ）しているの**です。

仕事や加齢によって長く眠れないのなら、睡眠の質を上げていきましょう。

自分にとってのベストな睡眠をとれるようになれば、頭の霧が晴れて冴えわたり、毎日を活動的に楽しく過ごせるようになるでしょう。

よい睡眠をとるためのポイント

睡眠の質を上げるポイントをまとめましたので、睡眠の足りていない方は、目安として参考にしてみてください（図14）。

毎日同じ時間に寝て起きる……眠りの質の決め手となるのは、寝て・起きてという「睡眠のリズム」です。毎日決まった時間に寝て起きるようにしましょう。

図14　よい睡眠のポイント

- 毎日同じ時間に寝て起きる
- 朝日を浴びる
- 朝食をとる
- 15分程度の昼寝をする
- 入浴は寝る1～2時間前に、40度で肩まで10分つかる
- 夜10時を過ぎたらスマホやパソコンを控える
- イチョウ葉エキスのサプリを利用する
- 横になって寝る
- 寝る環境を整える

朝日を浴びる……体内時計は朝の太陽の光によってリセットされます。朝起きたら、カーテンをあけて朝日を浴びましょう。

朝食をとる……朝は食べないという方もいますが、朝食は大事です。末梢（まっしょう）の体内時計は中枢時計によって調節されますが、規則正しく食事をとることによっても調節されます。食事の中でもとくに朝食が体内時計のリセットに重要であることが明らかになっています。

また、マウスを使った実験によって、体に1日のはじまりを認識させるには、ご飯やパンなどの炭水化物と、卵や魚な

どのタンパク質の両方を含む朝食が効果的であることがわかっています。朝食をしっかりとる習慣をつけましょう。

15分程度の昼寝をする……昼食をとると眠くなりますが、そのタイミングで短い仮眠をとると、午後のパフォーマンス能力が上がることがわかっています。ただし、昼寝は15分程度、長くても30分以内に。それ以上眠ると夜の寝つきが悪くなり、睡眠バランスが崩れます。

入浴は寝る1～2時間前に、40度で肩まで10分つかる……寝る直前にお風呂に入ると、深部体温が下がるのに時間がかかるため、かえって寝つきが悪くなってしまいます。入浴は寝る1時間半から2時間ぐらい前を目安に。38～40度ぐらいのぬるめのお湯に10分程度、肩までつかると、心身がリラックスして疲れもとれやすくなり、寝つきもよくなります。

夜10時を過ぎたらスマホやパソコンを控える……不眠の理由としてもっともあげられるのが、寝る直前までスマートフォンやパソコンを使い、強い光を浴びていること。スマホやパソコンのブルーライトは太陽光に近いため、睡眠ホルモンのメラトニンの分泌を抑制し、睡眠のリズムを乱します。メラトニンの分泌がはじまる夜10時以降は、スマホやパソコン、テレビは控えましょう。スマホで睡眠管理をしている方もいますが、なるべく枕元にスマホを置かないようにすることをおすすめします。

イチョウ葉エキスのサプリを利用する……イチョウ葉エキスに含まれるポリフェノールの一種ホノキオールには、途中覚醒を防ぎ睡眠の質を高める作用があります。また、日本の研究チームによって、イチョウ葉エキスに含まれるテルペノイドの一種ビロバライドに、睡眠誘発作用があるとの発表がありました。つまり、イチョウ葉エキスのサプリメントは、寝つきの悪い人にも中途覚醒のある人にも有効な睡眠サポートサプリといえます。

横になって寝る……ソファでテレビを見ながら眠ったり、ゲームをしながらデスクで寝落ちしてしまう人もいます。途中で起きるのも睡眠のリズムが途切れるのでよくありませんが、だからといってその体勢のまま朝まで眠ってしまうのもよくありません。

座ると重力で血液が下の方にいきますが、そのまま動かないと血行不良が起こり、血液が固まりやすくなって血栓ができやすくなる「肺血栓塞栓症（いわゆるエコノミークラス症候群）」のリスクが上がってしまいます。血栓が肺につまると肺塞栓を、脳につまると脳梗塞を誘発する恐れもあります。夜はベッドで横になって眠りましょう。

寝る環境を整える……エアコンを使うなどして、室内の温度と湿度を上手にコントロールし、快適な環境を整えましょう。ベッドマットや枕など寝具も睡眠の質に影響を与えます。やわらかすぎるベッドや枕など、寝返りしづらい寝具はよくありません。寝返りをしないまま仰向けで寝続けていると、いびきをかいたり、睡眠時無呼吸症候群になったりすることもあり、脳に十分な酸素が届かなくなってしまいます。

最近は寝具の開発も進んで高機能のものも出ています。睡眠は脳にとって重要ですから、少しぐらい寝具に投資しても損はないでしょう。

生活習慣編

眠気覚ましのコーヒーは1日3〜4杯まで

眠気覚ましにコーヒーを飲むという方も多いと思います。たしかに、コーヒーに含まれるカフェインには覚醒作用があり、頭をスッキリさせて集中力を高める効果があります。

また、**コーヒーには抗酸化作用を持つポリフェノールがたくさん含まれていますが**、その中のクロロゲン酸には、血小板が固まるのを防ぎ、血液をサラサラにする作用があり、脳梗塞(こうそく)や心筋梗塞を防いでくれると考えられています。

コーヒーの香りをかぐと、脳から出るα波が増加して、気持ちを落ち着かせるリラックス効果があることもわかっています。

さらに、コーヒーを飲む習慣とアルツハイマー型認知症などの発症との関連を調べた多くの研究を解析した結果、**コーヒーを1日に2～4杯飲んでいる人は、アルツハイマー型認知症の発症リスクが21％低い**ことが明らかになっています。1日3杯のコーヒーは発がんリスクを下げるという研究報告もあります。

このように、コーヒーを飲む習慣は、ブレインフォグの予防策として決して間違っているわけではありません。

ですが、たとえば残業のときや夕食の後にも習慣的にコーヒーを飲むなど、1日を通してコーヒーの摂取量が多いと、カフェインを過剰にとることになります。すると、中枢神経系が刺激され、めまいや震え、不眠症などの健康障害が起こることがあります。**コーヒーの消費量の多い人（1日6杯以上）は、脳容積の低下が認められ、認知症のリスクが高まる**という研究発表もあります。

コーヒーだけではありません。疲れたときや活動時のパフォーマンスを上げるために、カフェインが大量に含まれたエナジードリンクを愛飲する人が増えていますが、エナジードリンクの飲みすぎによって中毒死した方もいます。

欧州食品安全機関（ＥＦＳＡ）は、コーヒーを1日3～4杯（カフェインの含有量はおよそ400ミリグラム）飲む習慣はほとんどの成人にとって安全だが、飲みすぎには注意が必要と警告しています。なお、フランスでは睡眠の質の観点ということから、午後3時以降にカフェインを摂取するのを推奨していません。

お酒はビールなら1日中瓶1本、週に2日は休肝日を

「毎日、晩酌を楽しみに頑張っている」という方もいるかもしれません。

お酒の飲みすぎはよくありませんが、少量であればお酒は体によいとされています。

もしも**「翌朝はいつも頭がちょっとぼーっとしている」というようであれば、飲みすぎです**。アルコールが肝臓で代謝されてできる**アセトアルデヒドによってBBB（血液脳関門）が損傷している可能性**があります。

それを毎日続けていたら、脳だけでなく肝臓にも負担がかかりつづけ、「アルコール性肝障害」を起こしたり「肝硬変」になってしまいます。また、肝臓の細胞ががん化して「アルコール性肝がん」になることもあります。

飲みすぎは絶対によくありません。

その一方で、さまざまな研究において、お酒をまったく飲まない人より、お酒を少量飲

む人の方が虚血性疾患や脳梗塞・２型糖尿病のリスクがむしろ低く、さらに飲酒量が増えると今度はリスクが高くなることが一貫して示されています。

その関係をグラフにすると、Ｊ型を描くことから、「まったくお酒を飲まないより少量飲む方が病気のリスクが低い」ことを「Ｊカーブ効果」と呼んでいます。欧米の研究では、飲酒量と死亡率についても、Ｊカーブ効果が示唆されています。

こうしたことから、「お酒は飲み方次第で毒にも薬にもなる」と考えられてきました。

しかし、最近になって、アメリカの研究者から、少なくとも**アルコール分解能力の低い人は、少量飲酒であっても健康リスクがある**と発表されました。同じように、少量であってもお酒を飲むと生活習慣病など病気のリスクが高まるとする研究報告が増えてきています。

そんななか、国から「健康に配慮した飲酒に関するガイドライン」が発表されました。ガイドラインでは、**「節度ある飲酒」の目安を「1日平均純アルコールで20グラム程度」**としています。お酒に換算するとだいたい次のとおりです。

ビール（アルコール5％）＝中瓶1本（500ミリリットル）
日本酒（アルコール15％）＝1合（180ミリリットル）
ワイン（アルコール12％）＝ワイングラス1～2杯（約120～200ミリリットル）
缶チューハイ（アルコール7％）＝350ミリリット ル缶1本

ただし、女性は男性より肝臓障害を起こしやすく、高齢者もアルコールの分解速度が下がるため、これより飲酒量を少なくすることが、それぞれ推奨されています。

また、適度な飲酒は、気分をリラックスさせ、ストレス解消効果のあることがわかっていますが、寝酒は睡眠を浅くするのでよくありません。

適量を守り、**週に2日は休肝日をもうけ、食事と一緒にゆっくり楽しみながら飲むのが、上手な飲み方のコツ**とされます。お酒をまったく飲まない休肝日をつくるのは難しいという人は、ノンアルコールビールなどに置き換えてみるという方法もあります。それならできるという方もいるでしょう。

お酒とは節度ある付き合い方を心がけることが大事です。

デジタルよりアナログ、手書きは脳を活性化する

学校教育法などの改正により、２０２４年度から小中学校でデジタル教科書の本格的な導入がはじまりました。

デジタルかアナログか、２つを比較した興味深いデータがあります。

大学や専門学校などいわゆる高等教育機関において、紙の教科書とデジタル教科書（紙の教科書とまったく同じ内容を、パソコンやタブレット端末で閲覧（えつらん）できるようデジタル化したもの）とを比較調査したところ、紙の教科書を採用している学校は、電子教科書を採用している学校より偏差値が高いという結果が出たそうです。

ほかにも、紙の方がデジタルより記憶や読解の効果が高いとする研究は複数あります。また、文部科学省が小中学生の児童生徒を対象におこなったアンケート調査でも、紙とデジタルを比較して、紙の教科書の方が「学んだことが残りやすい」と答えた生徒が多くいました。

また、内外の脳科学者からは、**デジタルは紙に比べて記憶に定着しにくい、むしろ悪影**

響があるとする研究結果が相次いで発表されています。経済協力開発機構（ＯＥＣＤ）の分析でも、コンピューターの使用頻度の高い学校ほど読解力の成績が低いという結果が出ています。

紙の教科書の場合、「あのことは、あのページの上の方に参考写真と一緒に載っていたな」というふうに覚えています。こうしたアナログ特有のビジュアルによる情報も記憶定着の助けになります。一方、デジタル教科書の場合、検索ワードを打ち込めば、知りたいことがすぐに出てくるため、脳への刺激が少なく記憶に定着しにくいのです。

これは、紙の場合は「自分で本を開いて、目当てのところを探して一文字一文字読む」という能動的な行為ですが、デジタルの場合は、視覚情報がパッとあらわれ一気に視覚に入ってくるという受動的な行為だからです。

目から入った情報は、視覚認知の中枢である後頭葉の一次視覚野へ送られます。ここは単に視覚情報を受け取るのみで、その情報に意味づけをしたり必要な情報に置き換えるために、頭頂葉や側頭葉と連絡をとり合います。そうして、見た情報は有用なものとなり、後頭葉にフィードバックされて画像情報として記憶されます。

デジタルの場合は、一度に目から入ってくる情報量が多すぎて、一次視覚野で止まってしまうことが多いのです。

また、デジタル教科書では、大事なところはコピーアンドペーストしたり、写真にとって記録したりできます。一方、紙の教科書を使う場合は、大事な内容はノートに書き出し、板書も書き写します。この「書く」という行為が記憶や学習に大きく関わっています。

文字を自分の手で書くとき、内容だけでなく、文字の大きさや字間などにも気を使いながら書き進める必要があります。脳と手が協調して働くため、より記憶が定着しやすくなるとされます。

さらに、**手で文字を書くことは、**キーボードで文字を打つより時間がかかります。そのため、授業や会議の内容を一言一句すべて書くことは難しく、注意深く耳を傾けながら情報について考え、それをふるいにかけて重要な部分だけを抜き出し、自分の言葉でノートに書き出していきます。**脳の複数の領域を同時に活性化するため、学んだことを深いレベルで記憶にきざみこめます。**

一方、キーボードで打ち込む行為は機械的な作業のため、情報が右から左へ抜けていきやすい。キーボードで文字を打つ行為よりも手で書く方が、はるかに脳を刺激します。

アメリカの大学の共同研究によって、講義のときに手書きでノートをとる学生は、パソコンでノートをとる生徒よりも記憶が定着しやすく成績もよいということがわかりました。また、**手で文字を書くと、その情報との関わりが強化され、連想する思考力が高まる**ことも実験によって証明されています。

スマホを使いすぎるとブレインフォグが起こる

デジタル教科書にもメリットはあります。とくに、内容に関連した動画などを参照したり関連したドリルを使うことができるなど情報を集めやすいことや、一度にいろいろな資料を容易に見比べられることは、高く評価されています。

ところが、これが思わぬデメリットになっています。

情報量が多すぎて脳が疲れ、処理しきれなくなってしまう、いわゆる「スマホ脳」の状態になるのです。

いまや生活に欠かせないスマートフォンですが、多くの研究者や医師から「スマホを使いすぎることが原因で脳が過労状態になり、集中力や記憶の定着、コミュニケーション能力など認知機能が低下する」との指摘がなされています。**スマホ依存によってブレインフォグが引き起こされる**のです。

仕事をしても本を読んでも脳は疲れますが、スマホとの違いは、入ってくる情報量。スマホはちょっと検索サイトで検索すると溢（あふ）れるほどの情報が集まってきます。それも文字だけでなく画像も多く、色の情報だけでも大変な量です。

脳が情報を処理するには３つの段階があります。情報を入れる「インプット」、それを必要なものとそうでないものとに分ける「整理」、話すなどの「アウトプット」。そして、**情報の整理を担当しているのが、「デフォルト・モード・ネットワーク」という脳の神経回路**です。

私たちには、なにかに集中しているときと、ぼんやりして雑念にふけっているときとがあります。このうち、ぼんやりしているときに活性化するのがデフォルト・モード・ネットワークです。

デフォルト・モード・ネットワークが働いているとき、じつは脳内では、情報の整理がおこなわれています。だから、とくになにもしないでぼーっとしているときは、いろいろな思いや考えが浮かんでは消え、浮かんでは消えするのです。デフォルト・モード・ネットワークが活発に活動していると、情報が整理されることで、しだいに頭はスッキリとクリアになります。

ところが、**隙間時間や休憩時間など本来ならぼんやりモードのときにスマホを使いすぎると、デフォルト・モード・ネットワークが働かず、情報の整理がおこなわれないため、脳の中が不要な情報だらけになってしまいます**。すると、覚えることや話すことにも悪影響が及ぶようになります。

また、情報を読んで考えたり、判断したりするのは前頭葉です。**スマホが原因で脳過労におちいった人の脳画像をみると、正常なときと比べて明らかに前頭葉が広範囲に機能低下している**ことがわかります。

東北大学の研究チームの発表によると、スマホの使用時間が長い子どもの大脳では、脳内をつなぐ神経線維（神経細胞の軸索部分）の集まる白質の発達の遅れがみられたそうです。

また、仙台市の中学生を対象に数学の学力とスマホの利用時間の関係を調査した研究でも、スマホを使う時間が長ければ長いほど、平均点が下がっていく傾向がみられたという結果が出ています。

このようにデジタルに頼りすぎるのは、脳によくありません。iPhoneなどを発明したスティーブ・ジョブズは自分の子どもたちにはiPadを使わせず、マイクロソフトの創業者のビル・ゲイツは子どもが14歳になるまでは携帯電話を禁止したそうです。

日本の義務教育におけるデジタル教科書の導入が、果たしてどのような未来につながるのか、見守りたいと思います。

デジタルデトックスのすすめ

スマホ脳による弊害が指摘されるようになったことで、注目されるのが「デジタルデトックス」です。

デジタルデトックスとは、スマホやパソコンといったデジタル機器の使用を自発的に控え、触れない時間をつくること。完全に断つのではなく、習慣を見直して、健全にデジタルデバイスやネットと付き合っていくためにおこなうものです。

デジタルデトックスをすることで、**疲労やストレスが軽減される**といわれています。箇単にできるデジタルデトックス法を紹介しますので、できそうなことからトライしてみてください。

また、こうした流れを受け、スマホのメーカーも、一定時間を超えるとアプリを使用できなくなる機能を開発・販売していますし、デジタルデトックスをテーマにした宿泊プランを用意するホテルもあります。これらを利用するのも1つの方法です。

今日からできるデジタルデトックス法

スマホやパソコンなどデジタル機器を手放す時間を少しずつでも増やすことで、スマホ依存から脱却するきっかけをつくることができます。

- **お風呂やトイレ、寝室にスマホやノートパソコンを持ち込まない。**
- **睡眠管理や目覚まし時計としてスマホを使うのをやめる。**
- **起きてすぐにスマホやパソコンをチェックしない。**
- **メールやメッセンジャーアプリの着信音をオフにする。**

・食事中や会話中はスマホの使用を慎む。
・不要なアプリを消す。
・電車の中や友人を待っているときは、本を読んだり音楽を聴いたりしてスマホをいじらない。
・目の刺激を減らすためにモノクロ画面にする
・使わないときは、スマホは引き出しにしまったりパソコンに布をかけたりして目につかないようにする。
・皿洗いや掃除機がけなど無心になれる単純作業をおこなう。
・スマホを持たずに散歩をする。

日々の行動をルーティン化して脳ストレスを軽減

誰しも、毎日同じ時間に同じことをくり返す生活上のルーティン、習慣化された日課があると思います。

私の場合は、夜帰宅すると、ご飯を食べて、ニュース番組を1時間みて、歯磨きをして、お風呂に入る。入浴も、最初に顔、次に体、そして頭を洗い、出てきたら頭を最初に拭いてから体を拭く。

ここまでルーティンを徹底しています。**行動がルーティン化されると無意識におこなうことができるため、脳のストレスを軽減することができ、それだけ脳を守ることができる**からです。

たとえば、朝なにを食べるか、なにを着るか、昼食はどうするかなど、毎日は意思決定の連続です。こうした生活上の意思決定は、ビジネス上の意思決定に比べれば、わりとどうでもいいことです。そういうものはルーティン化していくことで、意思決定の回数を減らすことができ、それだけ脳の負担を減らすことができます。

また、忙しかった1日も、ふだんと変わらないルーティンをおこなうことで、精神を落ち着かせることができるというメリットもあります。

たまに、「あれ、さっきシャンプーしたかな?」と、ルーティンとして身についているはずのことが頭から抜け落ちて、やったかどうかわからなくなることがあります。そういうときは、「どうしたんだろう。疲れてるのかな?」と自分のちょっとした異変に気づくチャンス。そこで、「休んだ方がよさそうだ」と早めに対処をすれば、疲労を蓄積させずにすみます。

仕事でも、よけいなことを考えずにおこなえるような作業は結構あります。たとえば、朝出勤してデスクについたら、ＰＣを立ち上げ、その日の予定を確認し、メールをチェックする……というように、**考えなくてもできることはルーティン化することで、**「今日はなにをやるんだっけ」などと考えたりせず、効率よく作業を進めることができます。それだけ**脳の負担は軽くなり、大事な業務に集中することができます。**

日々の生活の中で、ルーティンを増やし、それを守ることは、ブレインフォグを予防したり、改善したりすることにつながります。

思考・感情編

ブレインフォグの人はポジティブを目指さなくてよい

「人生は考え方次第」

「成功している人や幸せな人はポジティブ思考が多い」だから、

「ポジティブ思考になりましょう」

このようによくいわれます。健康な状態であれば、そのとおりです。ですが、その一方で、

「うつ病の人に『頑張れ』というと、症状が悪化する」

ともいわれます。実際に、そのとおりです。

そして、「頭がもやもやする」「やる気が出ない」「集中できない」といった**ブレイン**

フォグの症状が出ている方は、気持ちが沈んで、思考もネガティブになりがちです。

そのような状態で、**無理をしてポジティブになろうとすると、大きなストレスになってしまう**ことがあります。

「どうしてできないんだろう」

「こんな自分はダメだ」

と**自分に対して否定的になって、精神的に疲弊してしまう**可能性があるのです。

これは私の体験談ですが、私はかつて宮城県仙台市に住んでおり、東日本大震災で被災しています。そのとき、被災された方たちはみんな、最初のうちは「頑張ろう」「頑張ろう」といって励ましあっていたのに、２週間ぐらいすると誰もいわなくなった。「頑張ろう」といわれるとかえってイライラしてしまう人が増えてしまったのです。

ネガティブな状態になっているときは、まず、いまの自分を受け入れることが大切です。**自分を否定せず、ネガティブな考え方をしてしまう自分も受け入れることで、気持ちが楽になります。**

また、そういうときこそ、規則正しい生活を心がけることが重要です。睡眠不足や栄養のバランスが偏った食生活を送っていると、脳や体に疲労が蓄積してますますブレインフォグが悪化し、パフォーマンス能力もいっそう低下します。すると、なおさら落ち込んで、ネガティブになるという負のスパイラルにおちいってしまいます。

ブレインフォグのときは睡眠の質も悪くなっているので、**睡眠の質を上げる作用のあるサプリメントを利用するのもいい**と思います。イチョウ葉エキスのサプリメントはよく効くのでおすすめです。

また、ネガティブ思考になっているときに出やすい口癖、たとえば、「できない」「面倒臭い」「最悪」「イライラする」「無理」といった言葉は、なるべく控えましょう。自分の発した言葉は、耳から入って、脳にインプットされます。**ネガティブワードを口にしないようにするだけでも、脳への負担は減ります。**

脳が疲れているときは、**無理にポジティブになろうとするより、食べたり、眠ったりということ具体的なことを実践して、心身を整える**ことが大事。心身が整ってくると、脳の疲れがとれ、ブレインフォグの症状も改善していきます。そうすると、気持ちも自然に前向きになっていきます。

ポジティブな脳とネガティブな脳の違い

脳画像を使った研究によって、ポジティブな思考や感情を持つ人は左側の前頭前野が、ネガティブな思考や感情を持つ人は右側の前頭前野が、それぞれ活発に働いていることがわかっています。つまり、**ポジティブな人とネガティブな人とでは、前頭前野の働く部分、神経回路が異なっている**のです。

左の前頭葉は、思考、やる気、感情、性格、理性などの機能を有しています。機能が低下すると、几帳面（きちょうめん）な人がだらしなくなったり、１日中ぼーっとして何もしない状態になったりします。

右の前頭葉は、作業記憶、意味記憶、社会的認知、注意遂行機能などを有しています。人が社会生活を円滑に営（いとな）むうえで重要な機能であり、社会脳として働いていると考えられています。

ネガティブな人は、右の前頭葉の機能が活発に働き、左の前頭葉の機能は低下している状態。おそらく、右の前頭葉が活発すぎると、過去の失敗などを思い出しては周囲の人と比べ、「自分はなんてダメなんだ」とネガティブな発想になりやすいのではないでしょうか。

しかも、左の前頭葉の機能が低下しているため、やる気も起きにくいし、理性的な判断力も落ちているので実際よりも自分のことを低く見積もり、なおさら否定的な思考になりやすいのかもしれません。

落ち込んでいるとき「笑う」のは逆効果

「笑いは健康にいい」という話を一度は耳にしたことがあると思います。

たとえば、笑うことでＮＫ細胞が活性化して免疫が強くなるとか、笑うと海馬が活性化して記憶力がアップするなどといわれます。また、笑えないときは、つくり笑顔でも効果があるという説もあります。

ところが、最近の研究によって、**「笑うことはストレスの原因になることもある」**ということがわかってきました。

香港の大学の研究チームによると、自分の気持ちに反して笑顔をつくると、気分がより落ち込むと判明したそうです。

また、アメリカのペンシルベニア大学の研究では、日本ではサービス業に着く人たちはストレス度が高いのに、フランスでサービス業につく人たちがストレスを感じにくいのは、接客において笑顔をみせないでよいからだ、という結論に至ったそうです。日本では当たり前になっている「**笑顔のサービス**」は、**ストレスの原因になる**ということです。

このように、**笑えないようなときに、無理して笑うことは、決して脳にいいとはいえません。それどころか逆効果**であると示す研究結果が相次いでいます。

脳が疲れてブレインフォグになっているときは、気持ちも落ち込みがち。気持ちが乗らないのに、無理に笑おうとすると、よけいに落ち込んでしまいます。

ただ、先ほどの香港の大学での研究では、幸せを感じているときに笑顔になると、気分がよくなることもわかったそうです。

ということは、嬉しいときは笑った方が気分が上がり、悲しいときは無理して笑ったりしないで、泣いたり落ち込んだりした方がいい、ということ。

いまの自分の気落ちに素直でいることが、いちばんストレスが少ないのかもしれません。

実際、私たちの体には、笑えないほど過度なストレス状態になると、泣くことによって対応しようとするストレス防御システムも備わっています。**感情が高ぶって流れる涙には、コルチゾールなどのストレス物質を排出する役割があります。**泣いた後に、なぜか気持ちがスッキリしたように感じるのはそのためです。そのメカニズムを利用して、あえて泣ける映画をみたり小説を読んだりして涙を流し、ストレス発散する「涙活（るいかつ）」も注目されました。

頭がうまく働かないときは、無理して人と会わない

ストレス発散法の1つとして「人と会話をする」ことがよくあげられます。

しかし、これも一概におすすめできません。人と会って話すことはストレスになることもあるからです。

人と会話をするとき、私たちは、相手を楽しませたいという気持ちが自然に働きます。そのため、無意識に、相手の反応に注目し顔色をうかがいながら、自分の話す内容や相手

の話に対する反応を考えます。そのように、相手のささいな感情の変化に気づこうとすることは、深い共感や理解をもたらし、コミュニケーションを円滑にするのに有効です。

ですが、**他人の変化に敏感であろうとすることは、とてもエネルギーを使い、脳を疲れさせます。**

また、何気ない会話の中で、相手から投げかけられた言葉が心に引っかかり、精神的な疲労を引き出すことがあります。たとえば、「さっきのは嫌味かな」「もしかして嫌われているのかな」などと、相手の何気ない一言を過剰に分析し、その意味を深読みすると、疲れてしまいます。

このように、**人と会って話すことは、それだけ精神的なエネルギーを消耗する**ため、もともと人と会うことをあまり好まない方もいます。

また、元気なときであれば、人との会話におけるささいな気づかいが苦にならない人でも、ストレスから脳疲労を起こしてしまうと、エネルギー不足で耐えられなくなり、症状をより悪化させてしまう可能性があります。

頭がぼんやりしてよく働かないようなときは、ひとりで静かに過ごしてエネルギーを回復させる方が、早く元気をとり戻せるでしょう。

第5章

脳スッキリ！
ブレインフォグが治った人たち

プラズマローゲン＋イチョウ葉エキスの効果

ブレインフォグを改善するさまざまな方法を解説してきました。その中でも簡単で効果的な方法は、サプリメントでプラズマローゲンとイチョウ葉エキスを補うことです。ブレインフォグは病気ではないので、治療薬はありませんから、自分でできるセルフメディケーションとして取り組みやすいと思います。

プラズマローゲンとイチョウ葉エキスとを併用することで、脳機能全体の底上げをすることができます。さらに、新型コロナ後遺症によるブレインフォグに対しては、症状を誘発している原因にピンポイントで働きかけ、改善していきます。

この章では、プラズマローゲンとイチョウ葉エキスのサプリメントを摂取した方たちにおこなったアンケートをもとに、実際にどのくらいの効果を得られるのかを検証した結果と、具体的な症例とを紹介します。

まず1つは、実際にブレインフォグの症状を示す方に対しておこなった研究です。

男女ほぼ同数の方たちに、１日あたり１０００ナノグラム（ナノグラムは10億分の１グラム）のプラズマローゲンと１４０ミリグラムのイチョウ葉エキスの混合サプリメントを14日間摂取した後に、アンケートに答えてもらいました。

なお、被験者は、ブレインフォグと診断された患者さんだけでなく、最近脳機能低下の症状に気づいた一般の方も対象としています。また、抗うつ薬や抗不安薬などを日常的に服用している患者さんは含まれていません。

結果は次のとおりです。

まず、**「プラズマローゲンを含むイチョウ葉エキスを摂取した後、体調の変化に気づきましたか？」という問いに対して、「はい」と回答した方は86・5%、「よくわからないが、変化はあったかもしれない」は13・5%、**「とくに変化なし」は０％。

このうち、体調が好転したケースを抽出（ちゅうしゅつ）し、変化を感じたことを精神面・体調面それぞれ具体的にたずね、さらに、被験者の方たちの感じている手応えをよりつかめるようコメント欄を用意し、自由に記述してもらった内容で多いものをピックアップしています。

❶ **精神面**

・頭がスッキリしたような気がした……59・4％
・もの忘れの改善と記憶力の向上……21・9％
・集中力が向上……37・5％
・エネルギーの改善……43・8％
・イライラの改善……21・9％
・脳疲労の軽減……31・3％
・疲労とストレスの軽減……25％
・頭を使う作業が楽になった……34・4％

❷ **体調面**

・睡眠の改善……37・9％
・頭痛の改善……37・9％
・疲れがとれた……27・6％
・外出の機会が増えた……10・3％

❸自由記述

・集中力の向上……59・4％
・ものごとに対する熱意……50％
・疲労感の改善……46・9％

アンケートの結果をみて驚くのは、全員がなんらかの変化を感じているということです。具体的な効果全体の数値をみると、大幅な改善がみられることもわかります。
とくに自由記述をみると**「集中力の向上」**や**「ものごとに対する意欲」など、ブレインフォグの代表的な症状に対する改善効果を強く感じている方が多い**ことがわかります。

試した人は全員「即効性あり！」と効果を実感

次は具体的な症例を紹介します。

なんらかの原因によってブレインフォグの症状を感じている20〜60代の方たちに、１日プラズマローゲン（鶏むね肉から抽出）１５００ナノグラムとイチョウ葉エキス１４０ミリグラムの混合サプリメントを15日間摂取してもらい、症状の変化について答えていただきました。

▼症例1　どの薬よりも効果を実感！（20代・女性）

サプリメントを飲むまでは、「頭に霧がかかったような状態で集中できない」「なにかしようと思ってもなかなかはじめられない」「会話中、相手がなにを話しているのかわからない」「文章などの内容が理解できなくなる」「倦怠感（だるさ）が続く」など、ブレインフォグの症状に悩まされていました。

サプリメントの服用を開始して1～2日後くらいから、少しずつ気分が軽くなり、頭がスッキリしてきて、**倦怠感も楽になってくる**のを感じるようになりました。飲みつづけるうちに、しだいに睡眠の質が上がり、イライラが減って、頭を使った作業にも集中できるようになり、ものごとをやりとげられるようになってきました。

そうして、サプリメントを飲んでいる間は、いつもより気持ちが前向きになって、**外出**

が増え、家事もできるようになって、ほかのどの薬よりもいちばん効果があると感じていました。

15日間が経過してサプリメントの摂取をやめてからは、元に戻りつつありますが、それでも**睡眠が改善したことで疲れも軽減**しています。

▼症例2 頭がクリアになって公私ともにフル活動（40代・女性）

数年前から、「文章を読んでも頭に入ってこない」「考えが浮かばない」などの症状が気になりだしていました。

そんな状態で管理職試験を受けることになっていて、少し不安でしたが、ちょうどそのタイミングでサプリメントを服用することに。飲みはじめて1～2日ぐらいから**疲れがとれ頭がスッキリ**してきて、**集中力の改善**を感じ、**文章の内容が頭に入ってきやすく**なりました。3～6日後には頭を使う作業をしやすくなって、仕事への意欲も高まってきました。試験にもよい体調で臨めたように思います。

会社では新しい仕事が立て込んでいますし、プライベートでも子どもの部活のための動画編集の作業を引き受けています。このままよい状態をキープするために、サプリメントの服用を続けたいと思います。

▼症例3　サプリで重いブレインフォグが和らぐ（40代・男性）

コロナ後遺症のブレインフォグが重く、なにをやってもよくならず、ずっと悩んでいました。

サプリメントを飲みはじめると、その日のうちに頭の霧が少し晴れるのを感じました。服用を続けることで、**倦怠感が軽くなって頭がスッキリした感じ**がするようになり、目覚めてから起き出すまでの時間も改善して、**集中力も上がってきました。**

ブレインフォグはまだ続いていますが、サプリメントを飲むことで、少し和らいだと思います。

▼症例4　飲めばすぐ効き、家族も驚くほど元気に！（50代・女性）

新型コロナに感染して以降、倦怠感とブレインフォグの後遺症に苦しんでいました。

サプリメントを飲みはじめて1～2日ぐらいすると、だるさや疲れが減り、脳の疲労が軽くなった気がしてきました。3日目になると急に**頭と体がスッキリして動きやすく**なり、久しぶりに外出することに。急に外出できた私のことをみて、家族もビックリしていました。

睡眠が改善したことで、目覚めてからすぐに動けるようになって、**家事がはかどるように。記憶力・集中力・気力などが改善**したことで**判断力や理解力も上がり、会話がしやすくなり、本も読める**ようになりました。

飲んですぐ明らかな効果があり、驚いています。あれほど苦しい日々が嘘のように元気になって、サプリメントの効果に助けられました。

▼症例5　考える力が戻ってきた（50代・女性）

サプリメントをはじめて2錠飲んだときのこと。すぐに頭が、まるで傷口を消毒されたかのように痛くなりました。とくに頭頂から頭の中心部にかけてズーンとして、熱が出るときのように痛く重だるい症状を感じました。でも、しばらくしてその症状がおさまると、頭がはっきりしてきて、癒されているというか「足りなかった栄養が補給されたんだな」と感じました。

もともと、頭頂から眉間にかけてつねに頭痛があったのですが、それも軽快。コロナの後遺症と思われる**手のしびれや震えも以前より明らかに軽減**しました。

サプリメントを服用する前は、やるべきことが多くなると思考が止まり、熱が出てきたのですが、そうなるまでの間隔が長くなりました。ここにきて**考える力が戻ってきた感じ**がします。ブレインフォグの症状で**つらくなる頻度が減ってきて、少し無理もきく**ようになりました。

サプリを飲んでいると、**頭の奥がクリアになって、落ち着いた感じ**がします。元の状態にはまだまだですが、考えたり判断したりすることが少しずつ楽になってきました。

▼症例6　やれることが増えてきた（60代・女性）

頭に霧がかかったようにぼんやりして、やる気がわかず、疲れてだるいという状態が続いていました。

サプリメントを飲みはじめて1～2日ぐらいすると、**頭がスッキリした感じ**がして、疲れもとれてきました。すると、**なにかをやろうという気になり、実際にやれる**ようになってきました。

まだまだ完ぺきではありませんが，それでもかなりましになったという感じです。

著者略歴

1975年、群馬県に生まれる。桐生大学医療保健学部栄養学科准教授。医学博士。北里大学大学院医療系研究科博士課程修了。内閣府所管公益財団法人ルイ・パストゥール医学研究センター環境感染制御研究室研究員。一般社団法人日本先制臨床医学会理事。日野厚生クリニック院長補佐。予防医学や人体構造機能学を専門とし、大学等各種教育機関で基礎医学について講義をおこなうほか、一般向けに予防医学に関する講演をおこなうなど、予防医学の重要性の啓発を続ける。日本先制臨床医学会にて「ブレインフォグ研究会」を主宰し、効果的な対処法・予防法を研究している。

著書には『「あのころの自分に戻れたら」を叶える　血流改善マッサージ』（主婦の友社）がある。

ブレインフォグを治す！
もやもや頭がスッキリする！

二〇二四年一〇月五日　第一刷発行

著者　川上智史
発行者　古屋信吾
発行所　株式会社さくら舎　http://www.sakurasha.com
東京都千代田区富士見一-二-一一　〒一〇二-〇〇七一
電話　営業　〇三-五二一一-六五三三　FAX　〇三-五二一一-六四八一
編集　〇三-五二一一-六四八〇　振替　〇〇一九〇-八-四〇二〇六〇

装丁　村橋雅之
装画　カフェラテ
本文図版制作　森崎達也（株式会社ウエイド）
本文ＤＴＰ　田村浩子（株式会社ウエイド）
印刷・製本　株式会社新藤慶昌堂

ISBN978-4-86581-439-2

さくら舎の好評既刊

原井宏明＋松浦文香

「不安症」でもだいじょうぶ

不安にならない、なくすという目標は間違いです

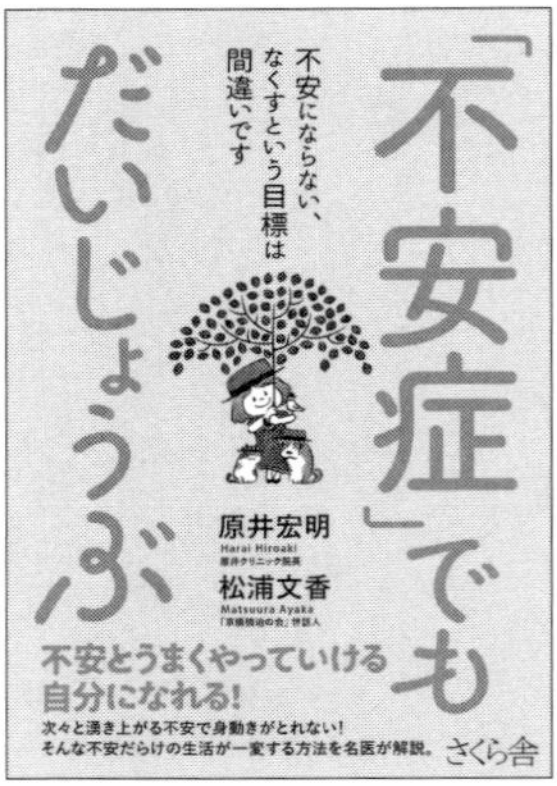

次々と湧き上がる不安で身動きがとれない！　そんな不安だらけの生活が一変する方法を名医が解説。不安とうまくやっていける自分になれる！

1600円（＋税）

定価は変更することがあります。